Spiraldynamik®

ACHTSAME KÖRPER HALTUNG

Die besten Übungen für ein neues Körperbewusstsein

Renate Lauper
Dr. med. Christian Larsen

vianova

INHALT

Wünsche statt Worte

Gesundheit, Medizin und Prävention, Kommunikation, Bildung, Landwirtschaft, Klimaforschung, Mobilität – alles wird digital und digitaler. Die Digitalisierung schreitet unaufhaltsam voran. Während der Körper – egal ob liegend, sitzend, stehend oder schreitend – analog bleibt. Dies zu erkennen ist existenziell für die Zukunft des einzelnen Menschen. So wünschen wir Ihnen durch die analoge, direkte Körpererfahrung, dass Sie ihr innewohnendes Potenzial und Ihre Körperintelligenz entdecken und nutzen können.

Vielleicht werden Sie auf dem Übungsweg auch vertiefter mit Ihrer inneren Welt in Berührung kommen; mit diesen stillen Räumen einer entspannten Wachheit; mit Räumen, aus denen Sie jeden Tag subtiler wahrnehmen, sehen, denken, fühlen und handeln können, so dass Ihre tiefe Menschlichkeit durch Sie durchstrahlen kann.

Renate Lauper | Christian Larsen

Februar 2023

Zeugen statt Versprechen

Statt einer langen Einführung rufen wir neun Mitmenschen in den Zeugenstand.

Monika K., *Politikerin:*
„Ich habe mir keine Gedanken gemacht über die Wirkung von Körperübungen auf mein seelisch-geistiges Befinden. Ich wollte einfach meine Rückenbeschwerden lindern. Ich lernte, was eine zentrierte Becken- und Kopfhaltung ist, lernte mich auf- und auszurichten. Die Übungen fühlten sich gut an, vor allem konnte ich das Gelernte im Alltag umsetzen. Interessanterweise bemerkte ich mit der Zeit aber eine ganz unerwartete Wirkung: Zu meinem Erstaunen konnte ich in Sitzungen eine Gelassenheit erleben, die ich so vorher nicht kannte. Ich blieb innerlich ruhig und war klar und wach im Auftreten. Das ist für mich neben dem besseren Körperbefinden der grosse Gewinn. Und ich spüre, dass ich diesen nie mehr verlieren werde."

Doris B., *Erwachsenenbildnerin:*
„Ich hatte das Gefühl, präsent und aufgerichtet vor den Menschen zu stehen, musste mir aber die gute Haltung eher mühsam aufbauen. Es war anstrengend, und ich war froh, wenn ich mich wieder setzen konnte oder der Unterricht vorbei war. Mich plagten häufig Rückenschmerzen. Nachdem ich die anatomisch sinnvolle Haltung erarbeitet hatte, geschah Folgendes: Ich konnte unterrichten, ermüdete weniger und war gleichzeitig ganz bei mir. Der Körper war eine Brücke zwischen einer tiefen inneren Ruhe und der Aktivität im Aussen. Diese Gleichzeitigkeit gelang mir mit Leichtigkeit. Dass es mir auch körperlich zunehmend besser geht, ist natürlich ein Geschenk."

Ida A., 81, *pflegt ihren zunehmend dementen Lebenspartner:*
„Die Ausrichtung meines Körpers und die Zentrierung geben mir Kraft und Klarheit. Ich kann mich immer wieder konstruktiv auf mich selber konzentrieren und habe so die Möglichkeit, auch in meinem Alter und in dieser anspruchsvollen Situation zentriert zu bleiben."

Florianne M., *Mutter eines Kleinkindes:*
„Ich bin mit 40 Jahren erstmals Mutter geworden. Als mein Sohn drei Jahre alt war, war ich erschöpft, hatte Rücken- und Fussprobleme. Zudem hatte ich den Eindruck, dass mir der Kleine auf der Nase rumtanzte. Als ich lernte, mich aufzurichten, ging es mir körperlich zunehmend besser. Das Spannendste aber war, dass sich mein Sohn zu meinem Erstaunen anders zu verhalten begann. Er nahm meine Forderungen plötzlich ernst und hörte auf, sich bei allem, was ich sagte, quer zu stellen. Es war offensichtlich: Durch meine zentrierte Haltung hatte ich eine andere Wirkung auf ihn. Ich wurde ihm zu einem kompetenten Gegenüber. Dieses Resultat hatte ich nicht erwartet, es berührte mich tief."

Sandra G., *Lehrerin:*
„Ich wurde in meiner Ausbildung nie darauf hingewiesen, dass meine Körperhaltung als Lehrerin einen grossen Einfluss auf das Verhalten meiner Schulklasse hat. So fehlte es mir immer wieder an der nötigen Durchsetzungskraft. Jetzt erkenne ich den Zusammenhang zwischen der aufgerichteten und zentrierten Haltung mit der natürlichen Autorität. Ich fühle mich in meiner Mitte, klar im Auftreten, präsent und offen. Das erleichtert mir meinen beruflichen Alltag enorm. Ebenfalls gewonnen habe ich an innerer Ruhe, ich bin nicht mehr ‚ausser mir', sondern bleibe im Schulalltag in meiner Mitte."

Andrea N., *Polizistin:*
„In meinem Beruf ist sicheres Auftreten unabdingbar. Ich habe Klarheit und Autorität auszustrahlen. Das Problem war, dass ich mich dafür übermässig anstrengte. Ich spannte einfach alle Muskeln irgendwie an. Im Innern hatte ich stets das Gefühl, Stärke und Präsenz nur vorzuspielen. Ich stand also auf ziemlich wackligen Beinen da und hoffte einfach, dass es niemand merkt. Durch die anatomisch ausgerichtete Haltung fühle ich mich anstrengungslos präsent und kraftvoll."

Claudia U., *Meditationslehrerin:*
„In der Sitzmeditation wird die aufgerichtete Haltung meistens einfach verlangt bzw. vorausgesetzt, als sei dies für jedermann problemlos möglich. Viele meiner Schülerinnen und Schüler haben mehr Mühe mit ihrer Körperhaltung als damit, die Gedanken vorüberziehen zu lassen. Es war für mich nie eine Lösung, die auftretenden Verspannungen und Schmerzen einfach ‚wegzumeditieren'. Ich hatte immer den Eindruck, dass der Körper genauso Unterstützung braucht wie der Geist. Mit einem unbeweglichen Rundrücken wird Sitzen auf dem Kissen nach einer gewissen Zeit einfach zur Qual. Ich habe nun begonnen, die Körperübungen meditativ einzubauen, was von den Kursteilnehmenden sehr geschätzt wird. Zudem beginnen sie die Erleichterung für die Sitzmeditation zu spüren."

Sarah L., *Shiatsu-Therapeutin:*
„Viele meiner Berufskolleginnen geben ihre Tätigkeit wegen zu starker Ermüdung und Beschwerden in Händen und Handgelenken auf. Ich habe erkannt, dass ich bei meiner Arbeit in jedem Moment Verantwortung für meine eigene Körperhaltung habe, daraus die nötige Kraft schöpfen und Überlastungssymptomen vorbeugen kann."

Pascal B., *aktiver Sportler:*
„Ich dachte, dass Sport und die Kräftigung der Muskulatur meine Haltung zwangsläufig verbessern. Dies war bis zu einem gewissen Grad auch der Fall. Doch trainierte ich über mehrere Jahre mit einer leichten Beckenfehlstellung. Das Resultat waren massive Rückenbeschwerden. Seit ich auch das Fine-Tuning mit einbeziehe, geht es mir wesentlich besser."

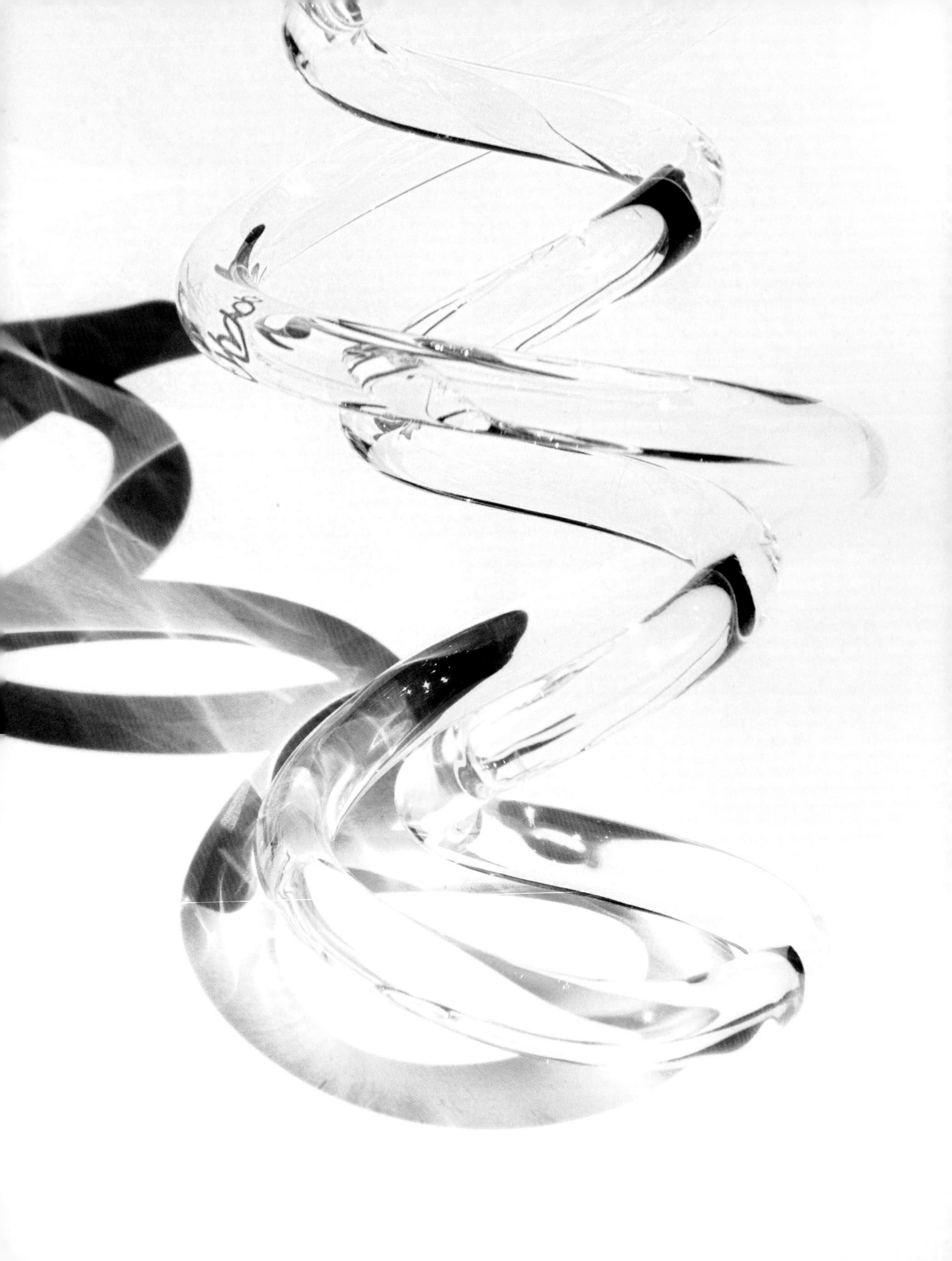

1 Bewegung

Ein Gramm Praxis ist mehr wert als eine Tonne Theorie.

SWAMI SIVANANDA

NATÜRLICH AUFRICHTEN

Aufgerichtet, in einer guten Haltung durchs Leben gehen, frei von Beschwerden und Verspannungen, im Gleichgewicht, präsent und offen – für die Anatomie des menschlichen Körpers kein Problem, dafür ist sie gebaut. Doch wie sieht es tatsächlich aus mit menschlichem Wohlergehen auf zwei Beinen? Auf den ersten Blick fällt vielleicht nichts Besonderes auf. Die Menschen gehen tagaus, tagein ihre Wege, Schritt für Schritt, ohne offensichtliche Gleichgewichtsprobleme oder andere augenfällige Schwierigkeiten. Das Gehen auf zwei Beinen scheint problemlos zu sein. Schaut man aber genauer hin, zeigt sich ein anderes Bild. Nach vorne geschobene Köpfe, hängende Schultern, gestauchte Nacken und Rundrücken und durchgedrückte Knie sind nicht zu übersehen. Von harmonischer Aufrichtung kann nicht die Rede sein. Die Fehlhaltungen zeigen sich dann auch im Sitzen am Schreibtisch, beim Stehen in der Warteschlange, beim Schieben des Kinderwagens oder Tragen der Einkäufe. Selbst im Sport verschwinden sie nicht: Zahlreiche Menschen joggen in heiklen Fehlhaltungen durch Wiesen und Wälder!

WIE GEHT'S? WIE STEHT'S?

Gehen Sie aufgerichtet durchs Leben? Sitzen Sie mit aufgerichteter Wirbelsäule und entspannten Schultern am Schreibtisch? Stehen Sie im Supermarkt ohne Rundrücken und durchgedrückten Knien in der Warteschlange? Selten kann jemand spontan mit „Ja" antworten. Es ist offensichtlich: Viele Menschen tun sich schwer mit ihrer alltäglichen Körperhaltung. In gewohnheitsmässigen Mustern steht und geht man, wie man dies immer getan hat. Hin und wieder wird ein halbherziger Versuch unternommen, die Haltung zu verbessern: Der Bauch wird eingezogen, die Schultern nach hinten geschoben, die Rückenmuskeln angespannt, man rückt sich irgendwie mit viel Anstrengung zurecht. Nur funktionieren diese Massnahmen auf die Dauer nicht. Bereits nach kurzer Zeit fühlt man sich verspannter als vorher, empfindet die korrigierte Haltung als unnatürlich und fremd. Die Vorsätze, etwas zu verändern, verlaufen einmal mehr im Sande. Das ist verständlich. Der Körper ist überfordert. Auch wahllose Dehn- und Kräftigungsversuche führen selten zum Ziel, da sie die Wahrnehmung, das Gespür für den Körper und die Haltungsmuster nicht nachhaltig verändern. Nach ein paar Übungen landen Sie unverhofft wieder in denselben, gewohnheitsmässigen Haltungs- und Bewegungsmustern. Im schlimmsten Fall verschlechtert sich die vorhandene Fehlhaltung gar.

Doch es gibt einen Weg, die Haltung auf eine subtilere und Ihnen angepasste Art zu verändern. Sie werden sich nicht in eine Haltung zurechtrücken, sondern Ihren Körper Schritt für Schritt in die Aufrichtung hineinbewegen.

VORAUSSETZUNGEN

Damit Ihnen dies gelingt, sich natürlich und nachhaltig aufzurichten, gilt es drei entscheidende Voraussetzungen zu erfüllen:

1 Klären Sie Ihre **Motivation**. Nehmen Sie sich einen Augenblick Zeit und überlegen Sie, weshalb Sie Ihre Haltung ändern und verbessern möchten. Es gibt zwei Arten von Motivation – negativ und positiv. Die Negativ-Motivation will Schmerz und Verspannung loswerden. Die Positiv-Motivation ist von der Sehnsucht nach Aufrichtung und Leichtigkeit beseelt. Es reicht nicht aus, etwas loswerden zu wollen. Sie brauchen ein klares und positives Ziel vor Augen, mit dem Sie sich kognitiv und emotional identifizieren können. Das Ziel sind in diesem Falle Sie selbst.

2 Klären Sie Ihre Bereitschaft ab, für dieses Ziel **Zeit und Geduld** aufzubringen. Jahrelange Fehlhaltungen lassen sich nicht in drei Tagen wegtrainieren. Schlechte Gewohnheiten verblassen erst, wenn neue Muster bewusst umgesetzt und verankert werden. Zudem brauchen auch die körperlichen Strukturen ihre Anpassungszeit. Verspannte Muskeln beispielweise müssen lernen, was es heisst, loszulassen. Andere Muskeln müssen wieder arbeiten lernen. Nur so wird *die neue Haltung* leicht, angenehm und natürlich.

3 Es bedarf Ihrer **Veränderungsbereitschaft**. „Wenn Sie nichts ändern, werden Sie mehr von dem haben, was Sie jetzt haben". So lautet das Gesetz des Lebens. Veränderung bedingt Veränderungsbereitschaft. Mit anderen Worten: Es bedarf einer Prise Mut, Unbekanntes und Neues zu erforschen: ein Sicheinlassen auf und in den eigenen Körper. Terra inkognita. Die beste Landkarte, die Sie sich für diese Abenteuer wünschen können, haben Sie zum Glück immer dabei: Ihren Körper.

KÖRPER ALS LERNWEG

Am Ende dieses Lernweges werden Sie natürlich aufgerichtet sein. Wobei „natürlich" auf zwei Arten zu verstehen ist: einerseits im Sinne von „der Natur entsprechend" und anderseits im Sinne von „selbstverständlich".

Mit „Natur" ist die menschliche Anatomie, der Bauplan des menschlichen Körpers gemeint. Die Anatomie macht klare Vorgaben, wie sich der Mensch bewegen und halten soll, was gut für ihn ist und was dem Körper nicht guttut. Es lässt sich sogar sagen, dass der Körper bestens Bescheid weiss über gesunde Haltung und Bewegung. Nur: Der Mensch müsste sich entsprechend verhalten.

„Selbstverständlich" deutet darauf hin, dass Aufrichtung etwas ist, das den Möglichkeiten des Menschen entspricht, ihm sozusagen zusteht. „Selbstverständlich" deutet auch darauf hin, wie wir uns als Mensch *selbst verstehen*. Zentrierte Haltung und Aufrichtung gehören zum Menschsein und haben eine sinnhafte, tiefe Bedeutung. So gesehen bekommen Begrifflichkeiten wie „verwurzelt zu sein und gleichzeitig in die Höhe zu wachsen" eine ganz neue Bedeutung. Wir lassen uns von einer Dimension berühren, in der es schwierig wird, treffende Worte zu finden.

FÜNF DIMENSIONEN

Menschen können sich in einer erstaunlichen Vielfalt bewegen. Von Grundbewegungen wie gehen, laufen, hüpfen, springen, werfen, fangen geht es zu immer differenzierteren Bewegungsmöglichkeiten und -arten in Alltag, Sport und Kunst: musizieren, tanzen, eislaufen, klettern, balancieren. Blitzschnelle Reaktionen, zeitlupenartige Bewegungen, artistische und sportliche Höchstleistungen in puncto Beweglichkeit, Kraft und Ausdauer, entspannter Dynamik, Geschicklichkeit und künstlerischen Ausdrucks – die Varianten sind beeindruckend. Die Physiologie unterscheidet fünf Dimensionen der Bewegung: Kraft, Ausdauer, Beweglichkeit, Geschicklichkeit und Entspannung. Allen fünf Dimensionen gemeinsam sind Quantität und Qualität sowie ihre wechselseitige Abhängigkeit untereinander.

KRAFT UND BEWEGLICHKEIT

Für *Bewegung* braucht es Beweglichkeit und Kraft. Meistens beides gleichzeitig. Häufig ist es so, dass bewegliche Menschen sehr gerne stretchen und kräftige Menschen sich mit Vorliebe den Kraftsportarten zuwenden. Einseitiges Dehnen im Übermass ohne gleichzeitige Kräftigung ist nur bedingt sinnvoll. Gleiches gilt für isoliertes Krafttraining ohne gezieltes Beweglichkeitstraining. Anders gesagt: Was nützt eine hohe *technische* Beweglichkeit, wenn nicht gleichzeitig die Kraft vorhanden ist, die Beweglichkeit *funktionell* auch zu nutzen? Stellen Sie sich vor, Sie könnten den Spagat ausführen oder ihre Wirbelsäule übermässig nach hinten beugen, aber schon den Einkauf nach Hause zu tragen ist Ihnen zu anstrengend, geschweige denn eine Wanderung mit Rucksack oder das Heben einer Last. Umgekehrt gilt das Gleiche: Was nützt Ihnen möglichst viel Rohkraft, wenn Sie nicht gleichzeitig die erforderliche Beweglichkeit haben, die Kraft funktionell einzusetzen. Es gibt Menschen, deren Bizepsvolumen so ausgereizt ist, dass sie mit der Hand die Schulter nicht mehr berühren können. Es gibt Menschen, deren Rückenmuskulatur so muskelstark ist, dass sie die natürliche Beweglichkeit der Brustwirbelsäule vollständig verloren haben und *de facto* im Passgang statt im Kreuzgang gehen – der typische Bodybuilder-Gang.

Vernachlässigen Sie also weder Ihre Beweglichkeit noch Ihre Kraft. Ihr Körper braucht beides. Und achten Sie dabei auf die Qualität der Bewegung: Nicht allein die Quantität zählt für Leistung, Trainingserfolg, Gesundheit und Wohlbefinden. Das WIE in der Bewegung ist ebenso entscheidend – wenn nicht gar das Wichtigste! Quantität und Qualität verhalten sich beispielsweise im Geschäftsleben zueinander wie *Umsatz und Gewinn*: Viel Umsatz ohne Gewinn führt rasch zum Konkurs. Oder wie *Wortfülle und Aussagekraft*: Leeren Worten ohne Inhalt will niemand lauschen. Oder wie *viele Töne ohne Resonanz* zueinander – daraus entsteht Lärm statt Musik.

Kraft	Beinpresse	***Sprungkraft***
Beweglichkeit	Spagat	***Anmut***
Ausdauer	Marathon	***Laufstil***
Geschicklichkeit	Tanz	***Ausdruck***
Entspannung	Muskeltonus	***Inneres Erleben***

BELASTUNG UND AUSDAUER

Aus gesundheitlicher Sicht ist es unerlässlich, das Herzkreislaufsystem zu trainieren, den Körper sinnvoll zu belasten und täglich neu zu fordern. An dieser Stelle seien die zahlreichen Möglichkeiten in Erinnerung gerufen, die der Alltag bietet: tüchtiger Fussmarsch, Treppensteigen statt Liftfahren, Joggen, Schwimmen, Tanzen, Fahrradfahren. Wählen Sie, was Ihnen Freude macht, und bleiben Sie dran! Und freuen Sie sich schon jetzt, dass Sie bald mit mehr Körpergefühl und einem neuen Haltungsbewusstsein unterwegs sein werden.

SCHONEN UND VERMEIDEN

Für Ihre physische und psychische Gesundheit brauchen Sie körperliche Aktivität, täglich. Zahlreiche Studien sprechen Klartext: Bewegungsmangel ist die Ursache für zahlreiche Beschwerden und Krankheiten. Gerade die früher so häufig verordnete Schonung und Bettruhe erweisen sich für den Körper als problematisch. Fehlhaltungen und Fehlbelastungen lassen Sie schnell ermüden; Bewegungen werden rasch als *zu anstrengend* empfunden. Viele Menschen beginnen sich zu schonen und vermeiden Belastungen. Dies ist ein denkbar schlechter Lösungsansatz. Er führt nur noch tiefer in die Schwäche. Durch eine zentrierte Haltung hingegen werden Sie sich belastbarer fühlen und es auch sein! Und Sie werden weniger schnell ermüden.

SPANNUNG UND ENTSPANNUNG

Bei aller Aktivität oder auch Inaktivität fehlt es heute vielen Menschen an der Fähigkeit, sich entspannen zu können. Innere Unruhe, Nervosität, Stress, Konzentrationsschwierigkeiten stören das Gleichgewicht auf jeder Ebene und verhindern Erholung und Regeneration. Ruhige, nach innen orientierte Körperübungen können sehr hilfreich sein, die Entspannungsfähigkeit wieder zu erlernen. Durch die Übungen ist die Wahrnehmung gelenkt, der Geist konstruktiv beschäftigt und der Körper kann in sein Spannungsgleichgewicht zurückfinden.

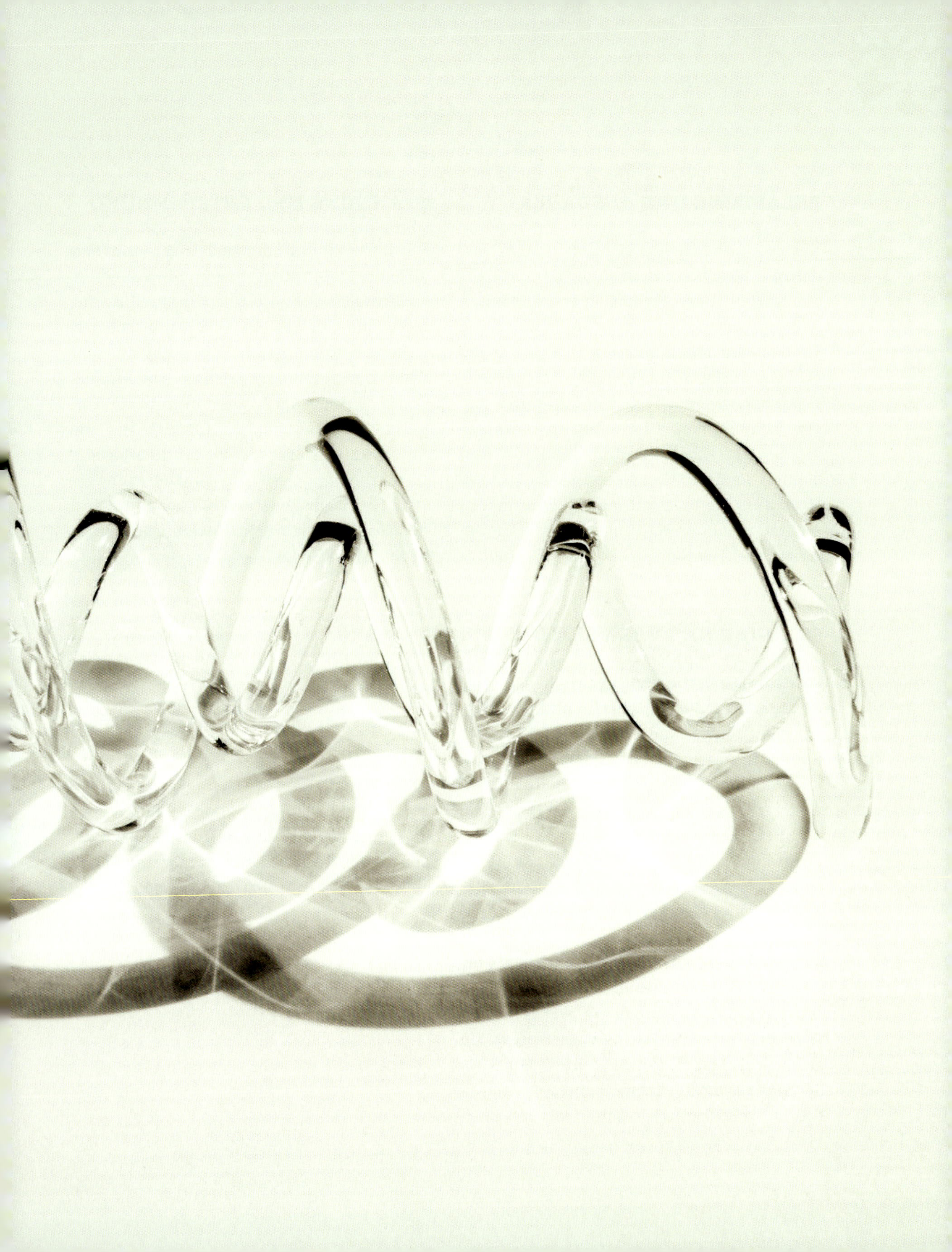

2 Weg der Bewegung

*Es gibt keine Pilgerstätte,
die wunderbarer und offener wäre
als mein Körper,
keinen Ort, der es mehr wert wäre,
erkundet zu werden.*

SIDDHA SARAH

BEWUSSTHEIT – ERWACHEN DES BEWUSSTSEINS

Wir stehen in jeder Sekunde vor einer Weggabelung: Der eine Weg führt uns zur Unbewusstheit, der andere zur Bewusstheit, der eine zur Abwesenheit, der andere zum Gegenwärtigsein.

CHARLOTTE JOKO BECK

Menschen haben die Fähigkeit, aufmerksam zu sein, wahrzunehmen, zu spüren, zu fühlen, und können sich dessen bewusst sein, während es geschieht. Sie werden gewahr, dass Sie schauen, hören, spüren, denken. Sie können Bewusstheit für Ihr Bewusstsein entwickeln, Sie wachen auf aus den unbewussten, konditionierten und automatischen Weisen Ihres Erlebens. Dieses Erwachen ist ein wunderbarer Prozess. Differenzierte und anatomisch richtige Körperübungen sind ein konkreter Weg, dieses erwachende Bewusstsein zu kultivieren und das Erwachen des Bewusstseins zu ermöglichen. Sie kommen im wahrsten Sinne des Wortes in Ihre Mitte, sind zentriert und präsent. Ihr Erleben wird tiefer und weiter, als Sie es üblicherweise erfahren. Ist es nicht faszinierend und berührend, dass es für diesen Prozess keine fernen Reisen braucht? Die Reise führt in die Tiefe des eigenen Körpers, seiner Ehrlichkeit und seiner angeborenen Weisheit.

VERÄNDERUNG – WAHRNEHMUNG MIT TIEFENWIRKUNG

Je ruhiger und stiller es in uns wird, desto klarer wird unser Leben.

PETER STEINER

Wenn Sie etwas verändern wollen, brauchen Sie eine präzise Wahrnehmung für das, was Sie verändern wollen. Wenn Sie beispielsweise unzufrieden bei Ihrer Arbeit sind, brauchen sie eine differenzierte Wahrnehmung dafür, was genau Sie unzufrieden macht. Wahrnehmen heisst, etwas bemerken, erkennen, feststellen, spüren, mitbekommen, registrieren. Und genau so funktioniert es auch in Ihrem Körper. Sie bemerken Ihre Unbeweglichkeit, erkennen den Rundrücken, stellen fest, dass der Nacken schmerzt, spüren die Verspannungen, bekommen intuitiv mit, dass Sie sich mehr bewegen sollten, oder Sie registrieren eine zunehmende Fehlhaltung im Verlaufe des Älterwerdens.

Dies alles wahrzunehmen, setzt natürlich noch keine Veränderung in Gang, ist aber ein guter Ausgangspunkt. Damit Sie nun Ihre eingeschliffenen Bewegungsgewohnheiten tatsächlich ändern können, müssen Sie neue Möglichkeiten kennen lernen und ausprobieren, Ihre Wahrnehmung für Altes und Neues verfeinern. Sie lernen Unterschiede zu beachten, die Ihnen bisher entgangen sind, und Sie lernen, gewohnte Bewegungen allmählich und nachhaltig zu verändern.

Dabei geht es um sehr kleine, subtile Bewegungen. „Kleine Bewegungen" werden bezeichnenderweise oftmals unterschätzt, sie werden als nutz- und wirkungslos empfunden. Doch für die Zentrierung der Gelenke, für die präzise Ansteuerung von Muskeln und für eine ausbalancierte Körperhaltung braucht es genau diese „Muskelarbeit der kleinen Muskeln in der Tiefe des Körpers". Insbesondere für feine Strukturen wie die Nerven kann ein Millimeter mehr oder weniger Platz entscheiden zwischen „Welt der Freiheit" oder „schmerzhafter Hölle". Wer schon einmal einen akuten Bandscheibenvorfall erlebt hat, weiss, dass der bildhafte Ausdruck nicht übertrieben ist. Lassen Sie sich also nicht irritieren, wenn es auf dem **Weg der Bewegung** teilweise um sehr kleine Bewegungen geht. Haben Sie Ihr Gefühl für Zentrierung einmal entwickelt, werden auch grosse Bewegungen eine neue Qualität aufweisen.

STILLE – HINTERGRUND JEDER BEWEGUNG

Zu beobachten ohne irgendeine Frage, die eine Antwort erwartet, bedeutet unendliche Wachheit.

JIDDU KRISHNAMURTI

Nehmen Sie sich Zeit zum Üben und finden Sie die für Sie geeignete Zeit. Je nach Arbeitszeiten und Lebensstil gibt es unterschiedliche Übungszeiten und -orte. Wichtig ist die Beständigkeit. Üben Sie mit entspannter Aufmerksamkeit, auch wenn die eine oder andere Übung anstrengend ist. Vermeiden Sie mechanisches und unaufmerksames Üben. Ihr Gehirn lernt dabei nichts Neues. Bleiben Sie offen dafür, wie sich die Übung anfühlt und was sich in Ihrem Innern tut. Lassen Sie sich ganz auf den Moment der Übung ein. Es gibt nichts anders zu tun, als hier und jetzt diese Erfahrung zu erfahren. Beim Üben in Hingabe an sich selbst und an das Leben werden Sie Neues entdecken und auf diese Weise Ihre Gewohnheiten auflösen. Sie werden sich Übung für Übung aus Ihren Gewohnheiten hinausbewegen. Je aufmerksamer Sie werden, um so mehr transformieren Sie das Altbekannte.

In der Stille kommen Sie in Kontakt mit Ihrem Innern. So können Sie alte Muster auf einer noch viel tieferen Ebene auflösen. Sie können die Übungszeit als eine Meditation betrachten: Sie üben für Ihren Körper und Ihre Haltung. Sie sind dabei ganz bei sich selbst und lassen auftauchende Gedanken vorüberziehen. Sie verweilen aufmerksam im Üben – gehen in der Bewegung auf. Die so erbrachte Konzentration wird sich positiv auf Ihre Stimmung, Ihre Fähigkeit zur Aufmerksamkeit und Ihre Selbstwahrnehmung auswirken.

ATEM – SCHLÜSSEL ZUR PRÄSENZ

Gefühle und Gedanken kommen und gehen wie Wolken am Himmel, die der Wind vor sich hertreibt. Das achtsame Atmen ist mein Anker im Hier und Jetzt.

THICH NHAT HANH

Für den Atem gibt es eine einfache physiologische Regel: Er soll natürlich, ungehindert fliessen können, damit alle Organe mit Sauerstoff und Energie versorgt werden. Darüber hinaus gibt es ein so genanntes *Atembewusstsein*, in welchem der Atem als Schlüssel zur Achtsamkeit dient und zur Brücke wird zwischen äusserem Geschehen und innerem Erleben, zwischen Loslassen und Empfangen. So entwickeln Sie ein tiefes Verständnis für den Atem und seine Bedeutung. In verschiedenen Körper- und Geistesschulungen werden aus diesem Grunde Bewegungen direkt an den Atem gekoppelt. Es gibt klare Anweisungen, was während der Einatmung und was während der Ausatmung geschieht.

Für die meisten Übungen in diesem Buch gilt: Üben Sie so, dass Sie Ihre Atmung wahrnehmen und dass Sie ruhig atmen können. Ihr Atem wird sich mit zunehmender Beweglichkeit vertiefen und dadurch langsamer werden. Die Atemwege werden frei und die Atemräume geöffnet. Frei sind die Atemwege, wenn der Kopf zentriert und die Halswirbelsäule in die Länge ausgerichtet ist. Offen sind die Atemräume, wenn die Schultern entspannt sind und der Brustkorb dreidimensional beweglich ist. Manchmal kann es hilfreich sein, eine Übung im Atemrhythmus zu machen, ein anderes Mal bewegen Sie sich unabhängig davon. Sie können Ihre Stimme einsetzen, summen, tönen, singen.

Die Wahrnehmung des Atems ist in jedem Fall eine grosse Unterstützung für das Gewahrsein auf das unmittelbare Geschehen. Wenn Sie den Atem beobachten, werden Sie innerlich ruhig und kommen in eine wache Präsenz. Gerade im Alltag ist das Gewahrsein des Atems sehr wertvoll. Beruhigen Sie immer wieder Ihr Nervensystem, indem Sie drei Atemzüge bewusst wahrnehmen. Diese kleine Übung ist eine Perle!

SEELE – ENTFALTUNG DURCH KÖRPERARBEIT

Eine Veränderung des Seelenzustandes bringt eine Wandlung der Leibesgestalt hervor; und umgekehrt führt eine Veränderung der Gestalt zu einer verwandelten Verfassung der Seele.

ARISTOTELES

Wenn Menschen nicht aufgerichtet sind, kann dies seelische Gründe haben. Das Leben hat sie niedergedrückt, die Schultern tragen eine grosse Last, der Kopf ist eingezogen. Zahlreiche Redewendungen weisen auf den Zusammenhang von Haltung und seelisch-geistigem Befinden, von Bewegungsverhalten und Lebensmustern hin. Die Frage ist nun, ob zuerst die Seele befreit, ob in der Psyche alles restlos geklärt werden muss, bevor sich die Menschen mit der Aufrichtung auf der körperlichen Ebene befassen können. Kann man sich überhaupt aufrichten, wenn einem nicht danach zumute ist? Ja, das geht!

Das Innere beeinflusst die körperliche Befindlichkeit und umgekehrt. Die psychosomatische und somato-psychische Wechselwirkung funktioniert in beide Richtungen. Die *Gehirnforschung* spricht da Klartext: Die psychische Verfassung wirkt sich unmittelbar auf den Körper aus. Und umgekehrt: Die Körperhaltung wirkt sich ebenso direkt und unmittelbar auf die psychische Verfassung, das Lebensgefühl und die Leistungsfähigkeit aus. Durch eine gekrümmte Körperhaltung können Depression, Selbstaufgabe und Mutlosigkeit aktiviert werden, während mit einer aufgerichteten Körperhaltung Gefühle, wie Selbstwert, Kompetenz, Gesundheit und Zufriedenheit, überwiegen.

Wesentlich dabei ist die Art und Weise, wie Sie über den Körper Einfluss auf Ihr Innenleben nehmen: Der innere Befehl, sich gerade hinzustellen und optimistisch in die Welt zu schauen beispielsweise, überfordert die eigene momentane Befindlichkeit *und* die körperlichen Strukturen. Diese geben einen subtileren, sanfteren Lernweg vor, bei dem die persönliche Entwicklung und die körperliche Befreiung Hand in Hand gehen und zeitlich wunderbar zusammenpassen. Wenn Sie in Sachen Aufrichtung und Authentizität beim Körper beginnen, beginnen Sie dort, wo jederzeit eine Veränderung Ihres Erlebens und Ihrer Wahrnehmung möglich ist. Sie beginnen dort, wo Sie sich gerade befinden, und machen ihre momentane körperliche Realität zum Ausgangspunkt des inneren Veränderungsprozesses, ein sehr direkter und ehrlicher Zugang zu sich selbst. So bauen Sie sich von innen her auf. Der Körper ermöglicht Ihnen, im gegenwärtigen Augenblick bewusst zu sein. Das Präsentsein hilft, sich zu lösen von den ewig kreisenden, immerzu gleichen Gedanken rund um Probleme und Sorgen. Kurzum: Machen Sie Ihre Körperhaltung nicht von besseren Lebensumständen oder vom Warten darauf abhängig.

INTEGRATION – ALLTAG ALS STRESSTEST

Jeden Tag können wir unsere Offenheit ausdehnen, so dass Bewusstheit frei und natürlich fliesst.

TARTHANG TULKU

Die tiefe Arbeit im eigenen Körper bringt immer etwas in Fluss, weckt Erinnerungen, löst Gefühle aus und kann Sie mit verborgenen Ängsten in Kontakt bringen. Was lange im Innern gut abgespeichert war, will sich befreien. Durch diesen tiefenpsychologischen Aspekt echter Körperarbeit werden Sie – im Gegensatz etwa zum reinen Fitnesstraining – angstfreier, gelöster und entspannter. Diese Befreiung läuft in der Regel in Stufen ab, sie geschieht etappenweise. Der Prozess kann Sie immer wieder fordern – Schicht um Schicht. Wesentlich ist, dass Sie auftretende Symptome und Gefühle nicht bekämpfen, so unangenehm sie auch sein mögen. Denn Symptome enthalten stets eine wichtige Botschaft, da sie Fazetten innerer Schatten spiegeln. Mit Schatten sind hier Gefühle oder Eigenschaften gemeint, die Ihnen nicht bewusst sind oder die Sie ablehnen. Bekämpfen Sie ein Symptom, lösen Sie damit das zugrundeliegende Problem nicht, sie verschieben es lediglich auf eine neue Ebene. Sinnvoller ist es, dem Symptom Raum zu gewähren, in Kontakt mit ihm zu kommen, Fühlung aufzunehmen, es offen anzunehmen. Haben Sie seine Botschaft einmal verstanden, bietet dies Gelegenheit zu persönlichem Wachstum.

Viele Menschen schätzen in solchen Momenten und Lebensphasen psychologische oder spirituelle Unterstützung und Begleitung, sie schreiben Tagebuch, malen oder verbringen Zeit in der Natur. Eine wichtige Ressource kann auch die Kunst darstellen. Konzerte, Ausstellungen, der Besuch von bedeutsamen Orten und Bauten unterstützen den inneren Prozess der Selbstfindung und Orientierung. Wichtig ist, sich selber die entsprechende Unterstützung zu suchen und letztlich auch zu geben.

Entscheidend für alle hehren Erkenntnisse, Absichten und Fähigkeiten: Sie müssen in den Alltag integriert werden können und sich dort bewähren. Das gilt für eine Sprache, die Sie lernen, ein Seminar in Sachen Sozialkompetenz oder jahrelange Meditationspraxis: Der Alltag, das ganz normale Leben entscheidet letztlich über den Wert des Gelernten. Deshalb finden Sie bei allen Übungen konkrete Hinweise für Umsetzungsmöglichkeiten im Alltag.

CHANCE – ÜBUNGSSCHMERZ UND GRENZERFAHRUNG

Wenn die Achtsamkeit etwas Schönes berührt, offenbart sie dessen Schönheit. Wenn sie etwas Schmerzvolles berührt, wandelt sie es um und heilt es.

THICH NHAT HANH

Schmerz ist immer ein Signal, welches Beachtung braucht. Beobachten Sie die Schmerzen: Akute, schwere, ausstrahlende und unerklärliche Schmerzen gehören ärztlich abgeklärt; insbesondere Schmerzen, die Sie beunruhigen oder die Sie als bedrohlich empfinden.

Übungsschmerzen sind in der Regel nicht bedrohlich. Die Übungen in diesem Buch wirken in der Tiefe. Die Tiefe ist einerseits genau der richtige Ort, wo eine Veränderung geschehen muss, anderseits „sitzen" hier auch die ältesten Bewegungsmuster. Welche körperlichen Strukturen auch immer für den Schmerz verantwortlich sind – es kommen Muskeln, Muskelansätze, Sehnen, Faszien, Knochenhäute, Nerven usw. in Frage: Häufig sind diese Strukturen zu wenig elastisch oder haben zu wenig Raum. Erste Hilfe bei Schmerz ist Entspannung. Lernen Sie, nicht mit Widerstand, Ärger oder Frustration zu reagieren. Entspannen Sie sich, machen Sie eine Pause, atmen Sie ruhig, verweilen Sie beim Schmerz. Dann können Sie wahrnehmen, wie sich die Spannung löst und auf subtile Weise Raum entsteht.

Vertrauen Sie Ihrer Intuition. Diese gibt wertvolle Hinweise, was Ihr Körper braucht. Wesentlich ist, dass Sie lernen, mit momentanen Grenzen achtsam umzugehen und geduldiger zu werden. Lassen Sie sich nicht vorschnell entmutigen, bleiben Sie in Ruhe auf dem Weg. Wertvoll kann auch ein direkter Dialog mit dem Schmerz oder dem schmerzenden Bereich sein: Was will uns der Schmerz, der Wirbel, der Muskel sagen? Erwarten Sie keine Sofort-Lösung. Hören Sie in Stille zu. Und üben Sie weiter, sobald der Schmerz es wieder zulässt.

STANDORTBESTIMMUNG – FEEDBACK STATT URTEIL

Man sieht oft etwas hundert Mal, tausend Mal, ehe man es zum allerersten Mal wirklich sieht.

CHRISTIAN MORGENSTERN

Es ist wichtig, während des Übens und bei der Umsetzung des Gelernten im Alltag in einem wachen und beobachtenden Bewusstsein zu bleiben, damit Sie Veränderungen Ihres Innenlebens und Lebensgefühls wahrnehmen können.

Vielleicht möchten Sie die Veränderungen Ihrer Haltung gefühlt *wahrnehmen und* mit den eigenen Augen *sehen*. Eine gute Möglichkeit, äussere Fortschritte zu erkennen, ergibt sich durch eine objektive Standortbestimmung. Sie lassen sich, bevor Sie mit den Übungen in diesem Buch beginnen, in Ihrer gewohnheitsmässigen Haltung fotografieren. Lassen Sie je ein Bild von der Seite, von hinten und von vorne machen. Sie können die Aufnahmen mit Hilfe einer Fachperson besprechen oder sie für ein halbes Jahr weglegen und zu einem späteren Zeitpunkt mit neuen Fotos vergleichen. Sie können die Bilder durch tagebuchähnliche Einträge ergänzen: Sie notieren, wie Sie sich fühlen, was Sie verändern möchten bzw. was sich verändert hat und anders anfühlt.

Wie auch immer Sie Ihre persönliche Standortbestimmung ausgestalten, verlieren Sie sich nicht in der Analyse und fällen Sie kein Urteil über sich oder Ihren Körper. Sie schauen hin, Sie stellen fest, aber Sie urteilen nicht. Urteile und negative Gedanken haben eine starke Auswirkung auf den Körper und beeinflussen ihn. Stellen Sie sich Ihre Körperzellen – es sind Hundert Milliarden, in etwa so viele, wie es Sterne am Himmel hat – wie kleine, liebevolle Wesen mit Ohren vor, Wesen, die permanent den Botschaften lauschen, zuhören und sich umhorchen, damit sie alle gesund bleiben und ihre Aufgaben erfüllen können. Unterstützen Sie Ihre Zellintelligenz durch liebvolle Gedanken, lichte Gefühle und Dankbarkeit. Es gibt heute interessante wissenschaftliche Hinweise auf ein so genanntes Zellbewusstsein – auf ein *Zellgeflüster*. Kurzum: Unterstützen Sie sich selbst und Ihren Körper durch eine wertschätzende und liebvolle Einstellung. Lösen Sie sich vom rein äusseren Erscheinungsbild und vom grausamen Vergleich mit vermeintlichen Idealen. Machen Sie es sich zur Gewohnheit, den Körper von innen zu erfühlen und freuen Sie sich an Ihren persönlichen Fortschritten.

SPIRALE – SYMBOL DER WANDLUNG

Die Spiraltendenz in jedem von uns ist das Streben und Wachsen hin zur Ganzheit.

JILL PURCE

Interessant an dieser Stelle ist ein Blick auf das Symbol: Die Spirale gilt als Urform und Ursymbol allen Lebens, der Wandlung und der Seelenreise, der Schöpfung, der Einheit, der Erneuerung und auch der Verinnerlichung. Die Spirale verbindet zyklisches Werden und kontinuierliche Weiterentwicklung – es geht um Wachsen hin zu einer Ganzheit, um ein inneres Bewusstwerden, um bewusstes Lassen des Äusseren und um das Finden der eigenen Mitte. Menschen bleiben nicht ein Leben lang die Gleichen, sie durchleben zahlreiche spiralförmige Wandlungsprozesse während ihres Lebens. Sie kennen das bestimmt aus persönlicher Erfahrung: Sie erleben wiederkehrende Situationen und spüren, dass Sie sie verändert wahrnehmen. Die Situation mag die gleiche sein, doch Sie agieren oder reagieren verändert, auf eine weiterentwickelte Weise. Wäre dem nicht so, wären Sie in einem Teufelskreis gefangen.

Bei einer spiralförmigen Entwicklung, kommt es bildlich zu einem *Abstand zum letzten Kreis*. Die Höhe des Abstandes zeigt den Grad der Weiterentwicklung an. Ist er auch sehr klein, sind Sie dem Teufelskreis bereits entkommen; ist er gross, haben Sie unter Umständen einen Quantensprung in Ihrer inneren Entwicklung gemacht.

In diesem Buch – auf Ihrem ganz persönlichen **Weg der Bewegung** – begegnen Sie immer wieder den Spiralen in Ihrem Körper. Dadurch eröffnet sich ein wertvolles Lernfeld der Veränderung und Wandlung. Sie lernen von der ureigenen spiraligen Natur Ihres Körpers und durch sie. Sie entwickeln ein tiefes Körperbewusstsein und entfalten das vorhandene Potenzial. Sie bewegen sich so, dass Ihre Strukturen gesund bleiben – beweglich und schmerzfrei, möglichst ein Leben lang. Sie bewegen sich leicht, geschmeidig und lebendig. Sie verkörpern Anmut, Zentriertheit, Gelassenheit, innere Ruhe, Standfestigkeit, Flexibilität, Ausrichtung und Präsenz. Sie spüren Ihren Körper, sind mit ihm verbunden – und gleichzeitig Teil einer grossen Weite und Zeitlosigkeit.

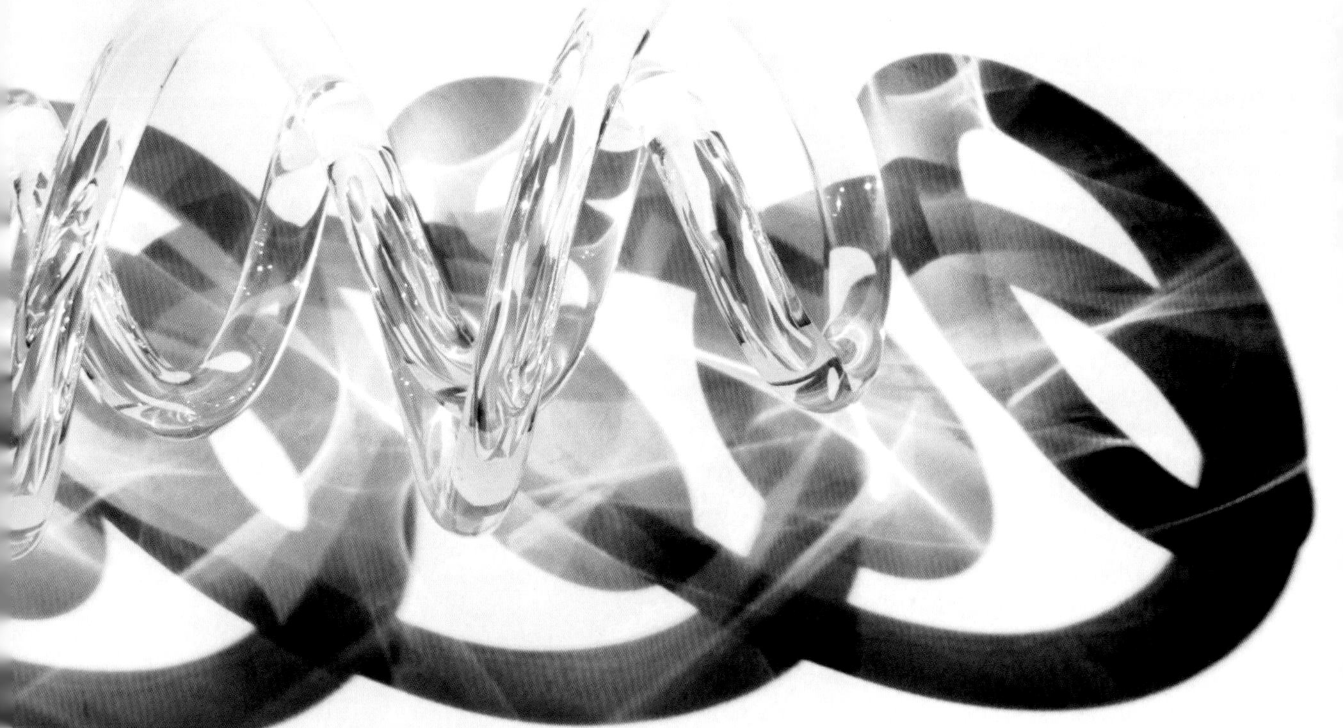

3 Übungsschritte auf dem Weg

Etwas in Ihnen möchte sich wandeln, sonst würden Sie nicht üben.

RENATE LAUPER

IHR WEG ZU EINER ERWACHTEN KÖRPERHALTUNG

Übungsprogramm

45 Übungen führen Sie systematisch durch Ihren Körper. Die einzelnen Übungskapitel beginnen jeweils mit einer Informationsseite: Sie erfahren Interessantes zur Anatomie, zur Koordination und Sie bekommen Impulse für die Orientierung im Körper.

Übungsreihenfolge

Aus anatomischer Sicht ist es sinnvoll, wenn Sie sich an die Reihenfolge der Kapitel sowie der Übungen halten: Zuerst lernen Sie, das Becken und den Kopf zu zentrieren, danach folgen Übungen zur Beweglichkeit und Ausrichtung der Wirbelsäule sowie vertiefend einige für Brustwirbelsäule und Rippen. Die Übungen zum Schultergürtel schliessen den Übungsteil für den Körperstamm ab. Im Kapitel „Stehen" werden die Beine und Füsse mit einbezogen und im Kapitel „Gehen" fügt sich alles dynamisch zusammen.

Übungsauswahl

In diesem Buch handelt es sich um eine gezielte und gleichwohl reduzierte Übungsauswahl. Diese Auswahl unterstützt vor allem die Wahrnehmung für den Körper und vertieft das Verständnis für die Zusammenhänge. Alle Übungen und die damit verbundene achtsame Übungsqualität haben direkt mit Ihrem alltäglichen Leben zu tun. Werden Sie sich immer wieder Ihres Körpers und Ihrer Haltung bewusst und setzen Sie das Gelernte in unterschiedlichsten Situationen um.

Übungsdauer

Auf genaue zeitliche Angaben und Wiederholungen wird meistens verzichtet. Nehmen Sie sich aber mindestens 15 Minuten Zeit für eine Übung. Das heisst nicht, dass Sie die Bewegungen 15 Minuten lang ausführen, sondern dass Sie sich auch Zeit nehmen, die Übungen wirken zu lassen. Körperliche Strukturen erhalten auf diese Weise Zeit, sich anzupassen, und die Erfahrung sinkt ins Körpergedächtnis.

In den einzelnen Übungen sind die Bewegungsrichtungen der Knochen oder die Wirkung auf einzelne Muskeln beschrieben. Da Bewegungen im Körper immer in Zusammenhängen stattfinden, sind anatomische Abgrenzungen genau genommen fast nicht möglich. Lassen Sie die Übungen also stets in einer ganzen Körperregion nachwirken und lösen Sie sich etwas vom Bild eines einzelnen Muskels, der beispielsweise verspannt ist.

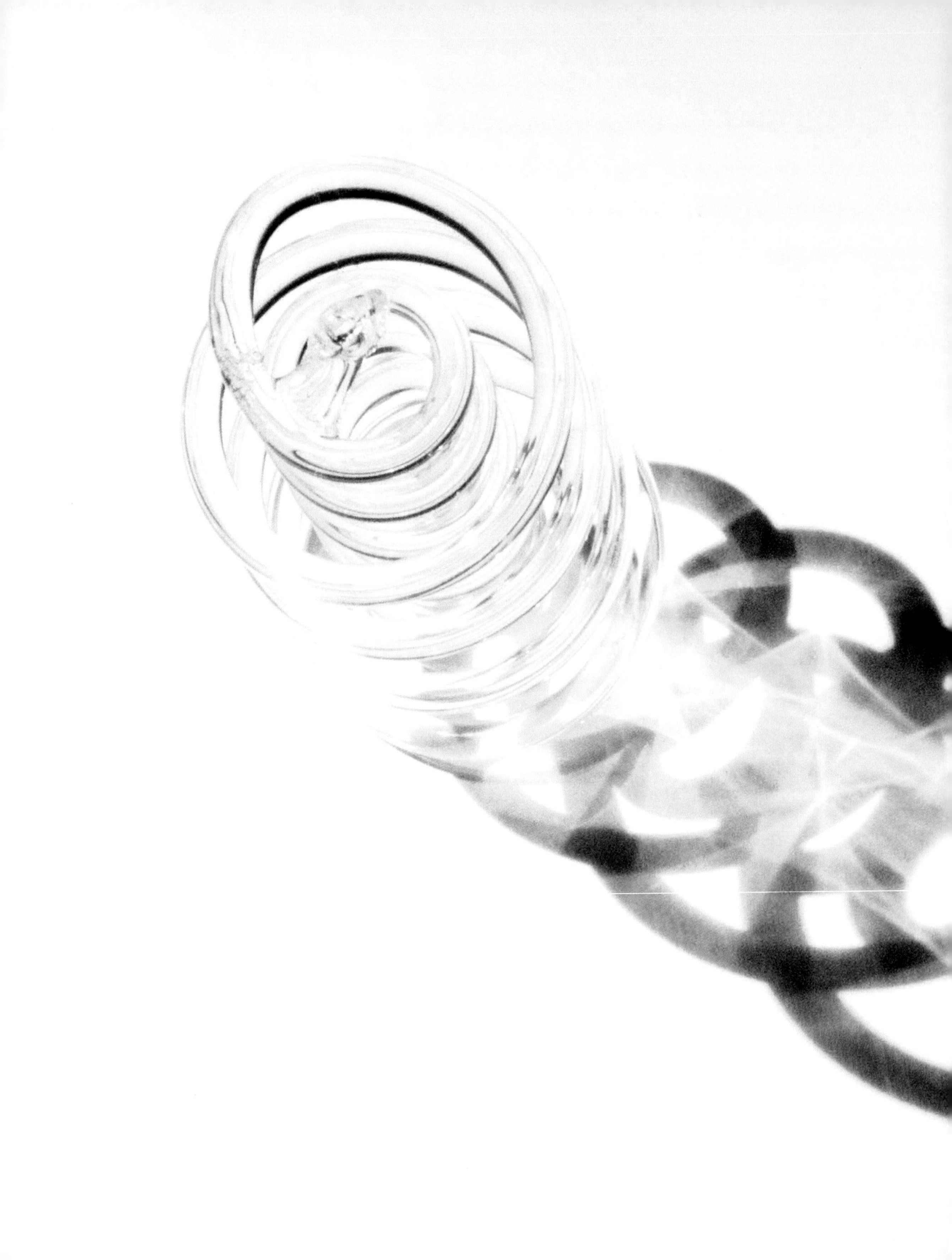

4 Becken
Mitte des Menschen

Das Becken ist die Mitte des Menschen – hier befindet sich sein Schwerpunkt. Das Becken bildet das Fundament, auf dem der ganze Oberkörper ruht, und stellt die Hauptverbindung zu den Beinen und Füssen dar. So gesehen ist die Beckenstellung entscheidend für die Ausrichtung der gesamten Wirbelsäule, des Schultergürtels sowie für die Koordination von Hüftgelenk, Beinen und Füssen. Damit das Becken ohne übermässige Anstrengung aufgerichtet auf den beiden Oberschenkelköpfen ruhen kann, muss die Muskulatur im Beckenbereich in einem Spannungsgleichgewicht sein.

Bei den meisten Menschen findet sich ein Ungleichgewicht: Die Lendenwirbelsäulenmuskulatur ist verspannt, verkürzt und verstärkt das Hohlkreuz, die Bauchdecke ist schlaff und der Beckenboden ist inaktiv. So fehlt dem Becken die entscheidende Stabilität und die Hüftgelenke sind in ihrer Beweglichkeit eingeschränkt. Die Zentrierung des Beckens hat zudem für das Körperbewusstsein eine zentrale Bedeutung: Wirklich in der Mitte sind wir erst, wenn wir auch körperlich in der Mitte angekommen sind.

Das Becken auf einen Blick

Daran erkennen Sie ein zentriertes und anatomisch koordiniertes Becken:

Das Becken ist aufgerichtet, also weder nach vorne gekippt noch nach vorne geschoben, weder übermässig eingerollt noch verdreht.

Das Kreuzbein steht nahezu senkrecht.

Die Sitzbeinhöcker zeigen nach unten.

Die Lendenwirbelsäule ist langgezogen.

Die Leisten sind offen.

ORIENTIERUNGSREISE IN IHREM BECKEN

Ertasten Sie Ihre Beckenknochen: Beginnen Sie mit dem Kreuzbein. Dieses befindet sich in der Verlängerung der Wirbelsäule. Ertasten lässt es sich bis zum Übergang zum Steissbein.

Rechts und links davon befinden sich die Hüftbeine oder Beckenschaufeln, welche über die beiden Kreuz-Darmbeingelenke (ISG) mit dem Kreuzbein verbunden sind.

Eingelagert sind die Hüftgelenkspfannen. Diese lassen sich natürlich nicht ertasten, wohl aber visualisieren.

Vorne sind die beiden Beckenknochen über die Schambeinfuge beweglich verbunden. Diese können Sie ertasten.

Nehmen Sie nun die massiv gebauten Sitzbeinhöcker wahr. Sie finden diese am schnellsten, wenn Sie sich auf einen harten Stuhl setzen.

Seitlich des Beckens können Sie die beiden Rollhügel der Oberschenkel ertasten. Visualisieren Sie, wie der Oberschenkelhals vom Rollhügel her in die Mitte Ihrer Leisten zum Hüftgelenk zieht.

Wiederholen Sie diese Orientierungsreise in Ihrem Becken, bis Sie sich wirklich auskennen.

11 Übungen für das Becken

ÜBUNG 1	**Das Kreuz entspannen**
ÜBUNG 2	**Die Handtuchübung**
ÜBUNG 3	**Den Beckenboden aktivieren**
ÜBUNG 4	**Die Bauchmuskeln aktivieren**
ÜBUNG 5	**Die Hüftgelenke öffnen**
ÜBUNG 6	**Intensive Hüftstreckung**
ÜBUNG 7	**Bewegliche Hüftgelenke**
ÜBUNG 8	**Sitzen auf den Sitzknochen**
ÜBUNG 9	**Dynamisches Sitzen**
ÜBUNG 10	**Das Becken im Stehen aufrichten**
ÜBUNG 11	**Ein stabiles Standbein haben**

ÜBUNG 1

Das Kreuz entspannen

Viele Probleme im Lendenwirbelsäulenbereich haben mit einer übermässigen Spannung der Rückenmuskulatur und den Bindegewebsschichten in diesem Bereich zu tun. Bauch- und Rückenmuskulatur sind nicht mehr im Spannungsgleichgewicht. Lernen Sie, die übermässige Spannung im unteren Rücken zu Gunsten von mehr Elastizität loszulassen.

BEGINN

Legen Sie sich auf den Rücken. Räkeln, strecken und bewegen Sie sich zuerst in alle Richtungen. Kommen Sie zur Ruhe und stellen Sie die Beine auf. Die Füsse stehen parallel. Atmen Sie einige Male bewusst ein und aus. Falls Sie Ihr Gesicht nicht parallel zur Zimmerdecke ausrichten können oder sich Ihr Nacken verspannt anfühlt, legen Sie ein zusammengefaltetes Handtuch unter den Hinterkopf.

ÜBUNG

Wie fühlt sich Ihr Kreuz an? Berührt es die Unterlage oder bildet sich ein Hohlbogen zwischen Kreuz und Unterlage, d.h., liegen Sie im Hohlkreuz? Verstärken Sie die Spannung der Lendenmuskulatur etwas, so dass sich das Hohlkreuz leicht verstärkt. Lassen Sie nun diese Spannung langsam los. Das Kreuz sinkt Richtung Unterlage. Wiederholen Sie dieses Anspannen und Loslassen einige Male. Erleichternd wirkt die Atmung: Immer beim Ausatmen das Kreuz ein Stück

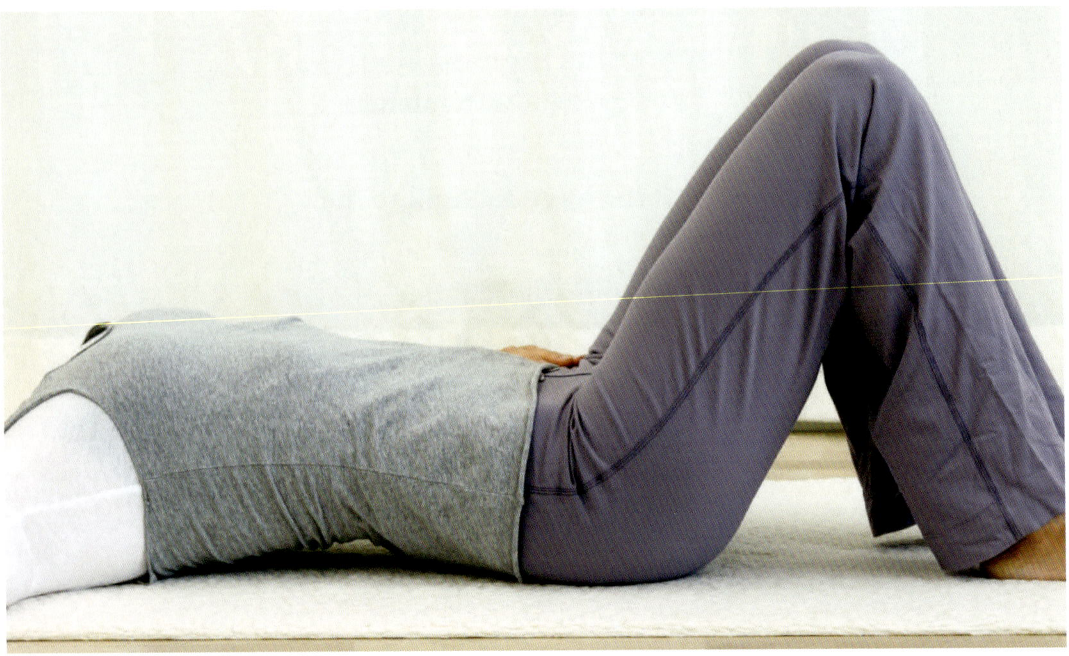

Abb. 1 | Das Kreuz anheben

weiter sinken lassen. Es entsteht ein Gefühl der entspannten Länge und Breite. Fällt Ihnen die Entspannung schwer, legen Sie sich ein gefaltetes Handtuch oder einen leicht aufgeblasenen Ball unter das entferntere Ende des Kreuzbeines. Das erleichtert das Absinken der Lendenwirbelsäule. Rollen Sie sich nach der Übung über die Seite auf zum Sitzen und stehen Sie langsam auf. Lassen Sie das Gefühl des langen Kreuzes im Stehen nachwirken.

BEOBACHTEN

Die Muskulatur sollte sich ohne „Stottern" entspannen können. Beachten Sie, dass die Übung nicht von den Bauchmuskeln initiiert wird. Die Bauchmuskulatur sollte nicht vorschnell anspringen, sondern mit einer leichten Anspannung reagieren. Geniessen Sie vor allem das Loslassen im Kreuz.

IM ALLTAG

Streichen Sie sich im Alltag mit den Händen Ihr Kreuz immer wieder etwas in die Länge.

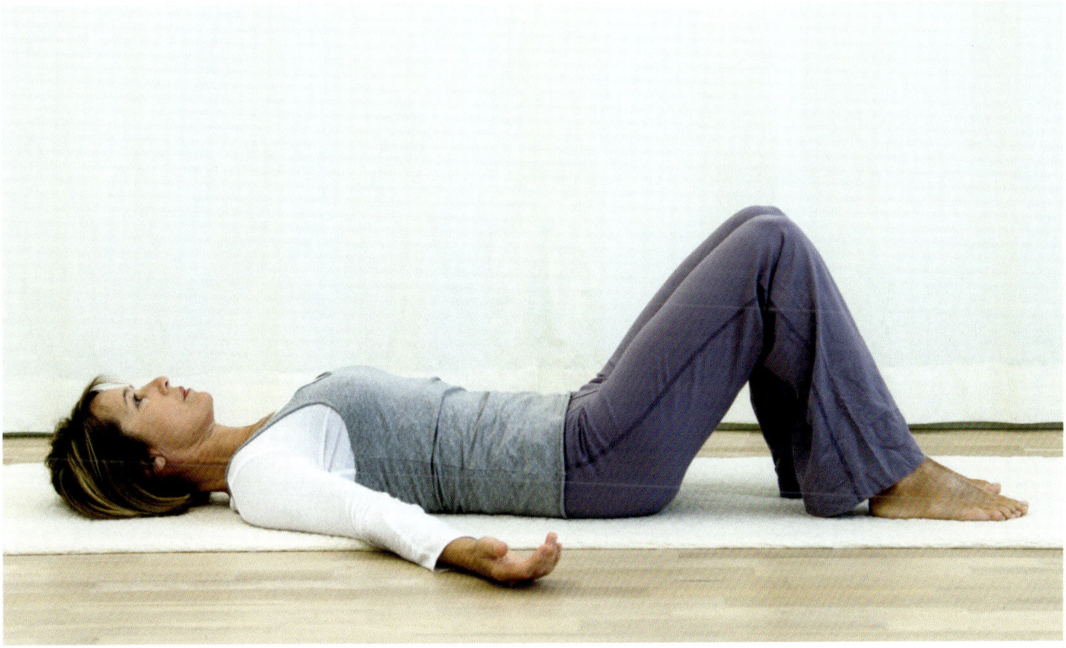

Abb. 2 | Das Kreuz sinken lassen

ÜBUNG 2

Die Handtuch-Übung

Bei dieser Übung erfahren Sie auf eine angenehme Weise, wie lang Ihre Lendenwirbelsäule werden kann und wie elastisch Ihre Muskeln und das Gewebe nachgeben können. Für diese Übung brauchen Sie die Hilfe eines Übungspartners oder einer Übungspartnerin.

BEGINN

Legen Sie sich auf den Boden auf ein ausgebreitetes Frottiertuch. Der obere Rand des Tuches befindet sich ungefähr auf der Höhe der Beckenschaufeln. Die Beine sind aufgestellt, sodass die Knie senkrecht zur Decke zeigen, die Füsse stehen parallel. Ihr Partner oder Ihre Partnerin rafft das Ende des Tuches etwas zusammen, um es gut fassen zu können. Nehmen Sie wahr, wie sich Ihre Kreuzregion anfühlt.

ÜBUNG

Heben Sie zu Beginn Ihr Kreuz – nicht das Gesäss – etwas vom Boden, verstärken Sie also leicht die Spannung in der Lendenmuskulatur. Halten Sie diese Position einen Moment. Mit dem Ausatmen entspannen Sie die Muskulatur wieder. Ihr Kreuz sinkt langsam gegen den Boden. In diesem Augenblick zieht der Partner oder die Partnerin das Handtuch zu sich hin. Der Zug des Tuches bewirkt eine Verlängerung Ihrer Lendenwirbelsäule. Beim Einatmen gibt es eine Pause, beim nächsten Ausatmen gehen Entspannung und Zug wieder ein Stück weiter. Bleiben Sie

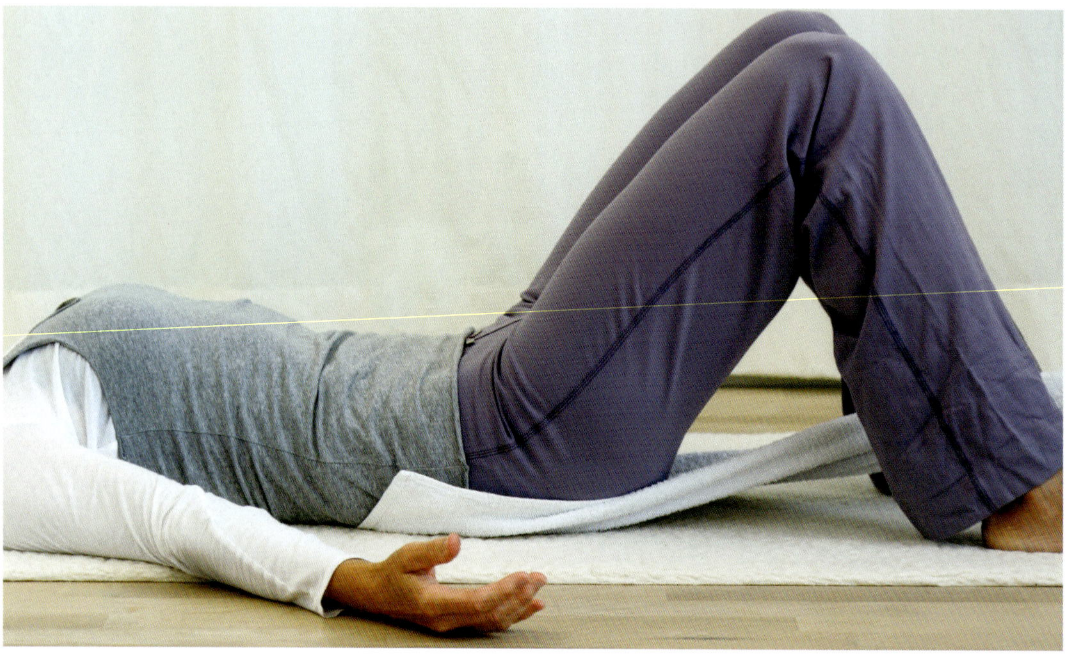

Abb. 3 | Liegen auf dem Handtuch

am Schluss ruhig liegen und lassen Sie Ihr Gefühl des Liegens und der Länge im Kreuz richtig in sich hineinsinken. Speichern Sie es ab, damit Sie sich jederzeit wieder daran erinnern können. Rollen Sie sich anschliessend über die Seite zum Sitzen, stehen Sie langsam auf und lassen Sie das Gefühl des langen Kreuzes im Stehen nachwirken.

Wiederholen Sie diese Übung, wann immer Sie das Bedürfnis dazu haben und Ihr Übungspartner oder Ihre Partnerin sich die Zeit nehmen kann.

BEOBACHTEN

Bleiben Sie entspannt während der Übung. Drücken Sie das Kreuz nicht Richtung Unterlage und spannen Sie die Bauchmuskeln nicht willentlich an. Diese erhöhen ihre Spannung von selbst. Geniessen Sie das wohltuende Gefühl der Verlängerung.

IM ALLTAG

Streichen Sie sich im Alltag mit den Händen Ihr Kreuz immer wieder in die Länge. Achten Sie darauf, dass der Nacken dabei lang bleibt.

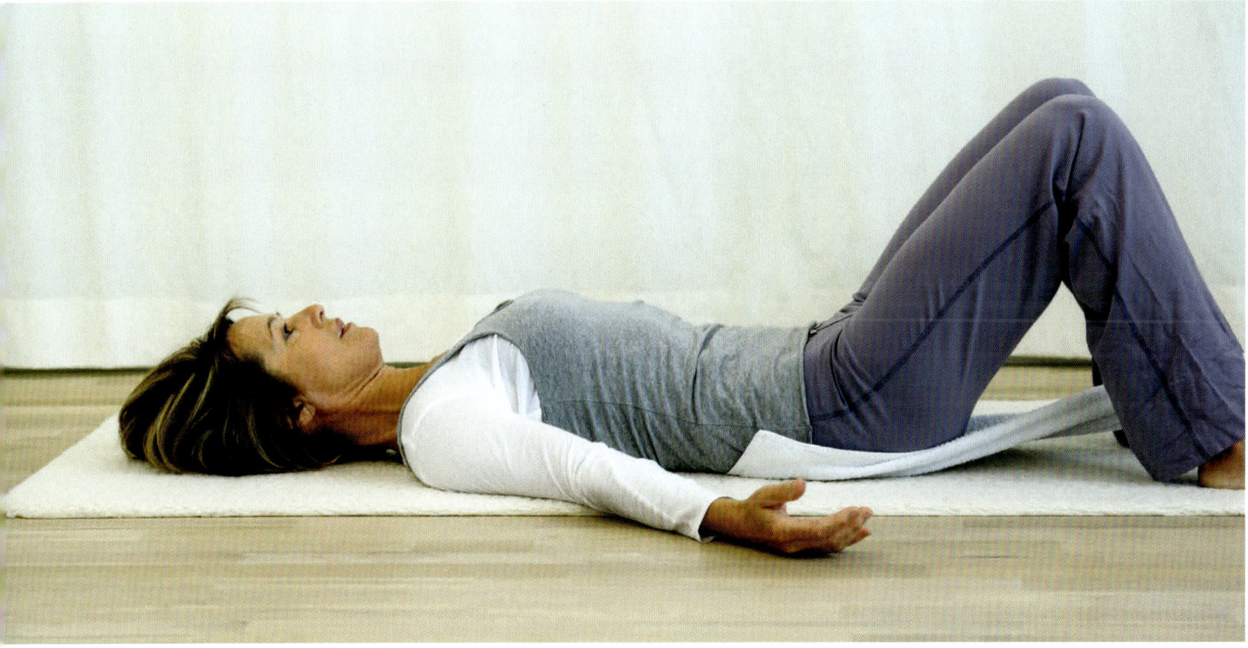

Abb. 4 | Die Lendenwirbelsäule lang ziehen

ÜBUNG 3

Den Beckenboden aktivieren

Der nächste Übungsschritt gilt dem Beckenboden. Von hier kommen die Impulse zur Zentrierung des Beckens. Der Beckenboden besteht aus drei Muskelschichten: Die innerste Schicht, die Längsfasern, verbindet das Steissbein mit dem Schambein. Sie bildet somit eine Art Verbindung der Rückenmuskulatur mit der geraden Bauchmuskulatur. Die mittlere Schicht verbindet die beiden Sitzknochen miteinander. Sie wirkt beim Gehen koordinierend auf das Becken. Über die tiefen Schichten der Beckenbodenmuskulatur werden also Stellung, Stabilisierung und Bewegung des Beckens koordiniert und reguliert. Die äusserste Schicht umfasst die Schliessmuskeln der Körperöffnungen. Damit die Schliessmuskulatur ihre Aufgabe zeitlebens erfüllen, braucht es die Tonisierung und die Entspannung aller Beckenbodenschichten.

BEGINN

Üben Sie zuerst im Liegen, dann im Fersensitz auf einem Ball oder auf einem Stuhl. Im Liegen sind die Beine angewinkelt. Geben Sie Ihr Gewicht an die Unterlage ab und kommen Sie zur Ruhe. Kreuz und Nacken fühlen sich lang an. Atmen Sie einige Male ruhig ein und aus.

ÜBUNG

Stellen Sie sich eine Verbindung zwischen Steissbein und Schambein vor. Hier verläuft die Längsmuskulatur des Beckenbodens. Diese Muskulatur ermöglicht den *Handtucheffekt*, wie Sie ihn von der ***Handtuch-Übung*** (S. 38) kennen. Wenn Sie Ihren Bauch – und damit Ihr Kreuz – nun leicht nach vorne wölben und beim Zurücksinkenlassen die Längsfasern des Beckenbodens aktivieren, wird Ihre Lendenwirbelsäule erneut lang. Spüren Sie die stabilisierende Wirkung des Beckenbodens?

Aktivieren Sie nun die quere Beckenbodenmuskulatur. Ertasten Sie mit den Fingerspitzen Ihre Sitzknochen und nehmen Sie wahr, wie sich die Sitzknochen einander annähern. Gleichzeitig entfernen sich die Beckenschaufeln leicht voneinander. Üben Sie nun auch im Sitzen; am besten setzen Sie sich dazu auf einen Ball.

BEOBACHTEN

Wenn Sie keine Bewegung spüren, hat Ihr Beckenboden entweder zu wenig Spannkraft und es braucht noch etwas Übung, bis es klappt, oder die Muskeln sind bereits angespannt und die Übung muss mit dem Gefühl des Öffnens und Loslassens beginnen. Wichtig ist stets, dass Muskeln beides können: anspannen und elastisch nachgeben. Achten Sie auf beides.

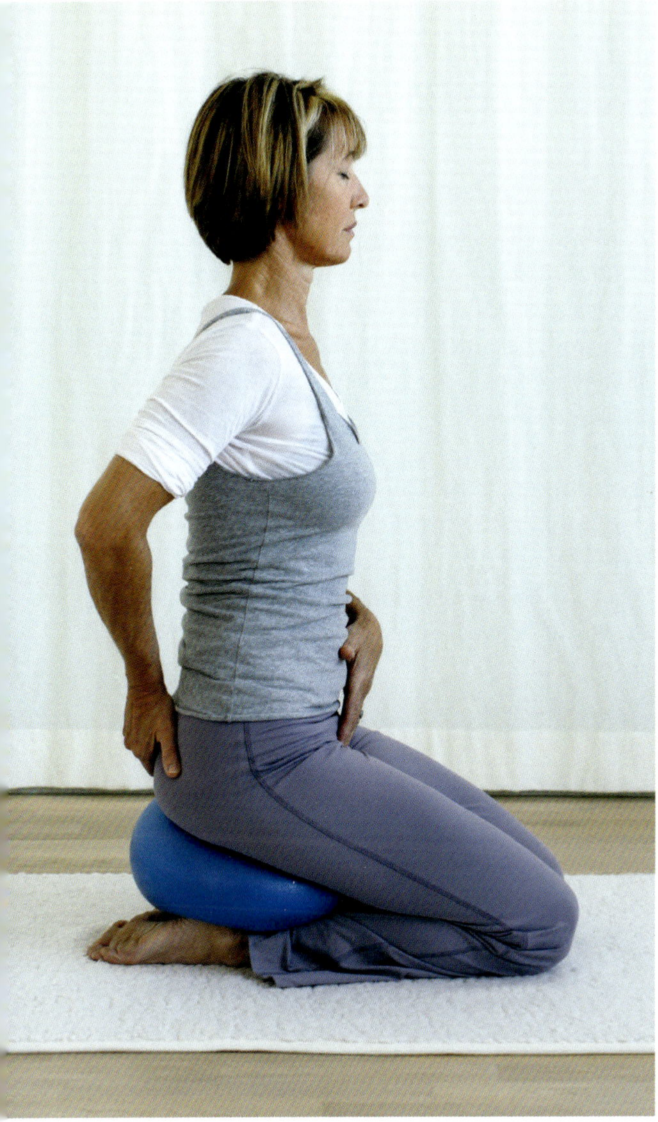

Abb. 5 | Die Längsfasern des Beckenbodens aktivieren

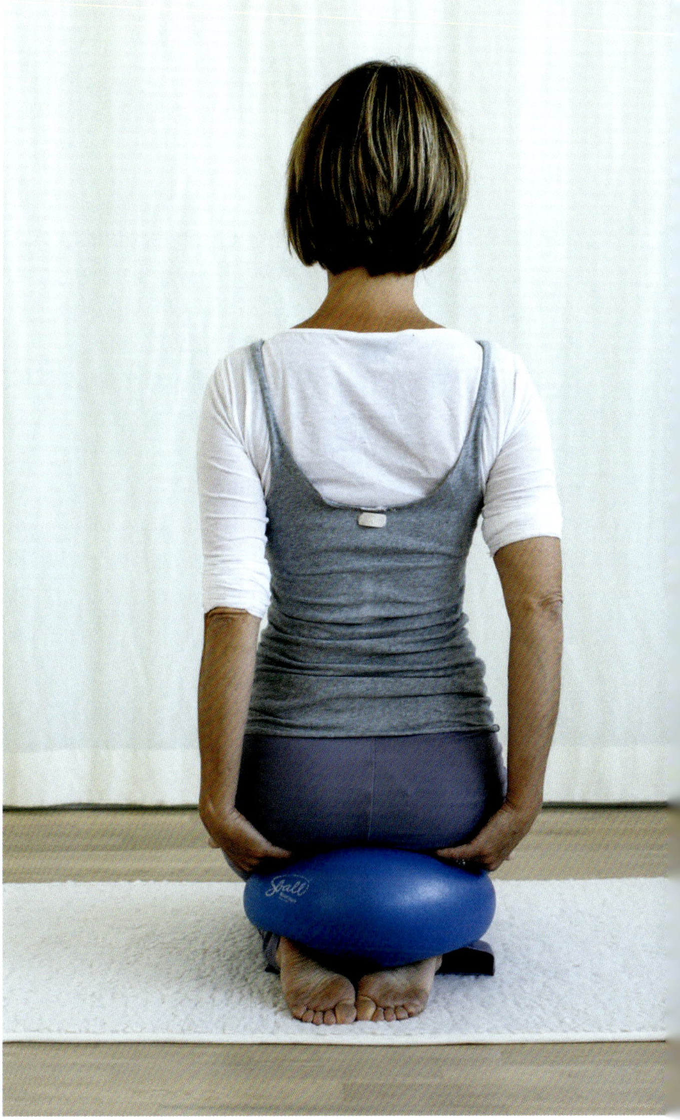

Abb. 6 | Die Querfasern des Beckenbodens aktivieren

IM ALLTAG

Trainieren Sie den Beckenboden beim Zähneputzen oder beim Warten in einer Warteschlange.

ÜBUNG 4

Die Bauchmuskeln aktivieren

Für eine stabile Beckenzentrierung braucht es entsprechende Kraft in der Bauchmuskulatur. Schwache Bauchmuskeln begünstigen Probleme im Lendenwirbelsäulenbereich, bieten keinen Schutz für den Bauchraum und können bei Bewegung auch keine Massage der inneren Organe bewirken. Damit das Bauchmuskeltraining sinnvoll ist, muss die Flexibilität der Lendenwirbelsäule mit einbezogen werden und die Übungen müssen auf alle Abschnitte der Bauchmuskulatur wirken.

BEGINN

Legen Sie sich in Rückenlage. Die Beine sind aufgestellt. Ihre Lendenwirbelsäule und die Kreuzregion haben grossflächigen Bodenkontakt. Legen Sie Ihre Hände locker auf das Brustbein.

ÜBUNG

Aktivieren Sie die Beckenbodenmuskulatur. Nun heben Sie den Kopf ab, rollen ihn leicht ein und führen die Einrollbewegung weiter und weiter und weiter. Abschnitt für Abschnitt aktivieren Sie die Bauchmuskulatur sukzessive vom Brustbein in Richtung Schambein. Irgendwann werden Sie an Ihre Grenze kommen. Geben Sie nicht sofort auf! Rollen Sie sich noch etwas mehr auf. Ihre Lendenwirbelsäule soll sich sehr rund anfühlen.

Rollen Sie die Wirbelsäule nun wieder ab; ohne sich ganz zu entspannen, rollen Sie sich erneut wieder auf. Wiederholen Sie diese Bewegung fünfmal. Dann gibt es eine Pause, bevor Sie die Serie noch einige Male wiederholen.

Um die unteren Anteile der Bauchmuskeln zusätzlich zu kräftigen (Abb. 10), winkeln Sie die Beine in der Luft an und heben Sie das Becken vom Boden ab. Wiederholen Sie diese Bewegung einige Male, bevor Sie sich eine Pause gönnen.

Beenden Sie die Übung in Rückenlage und nehmen Sie wahr, dass die Bauchdecke sich nun wieder entspannt.

BEOBACHTEN

Vermeiden Sie jeglichen Schwung. Und übergehen Sie beim Auf- und Abrollen keinen Wirbel.

IM ALLTAG

Mit der Zeit wird sich die Kraft der Bauchmuskulatur bemerkbar machen: Sie können Ihr Becken besser stabilisieren.

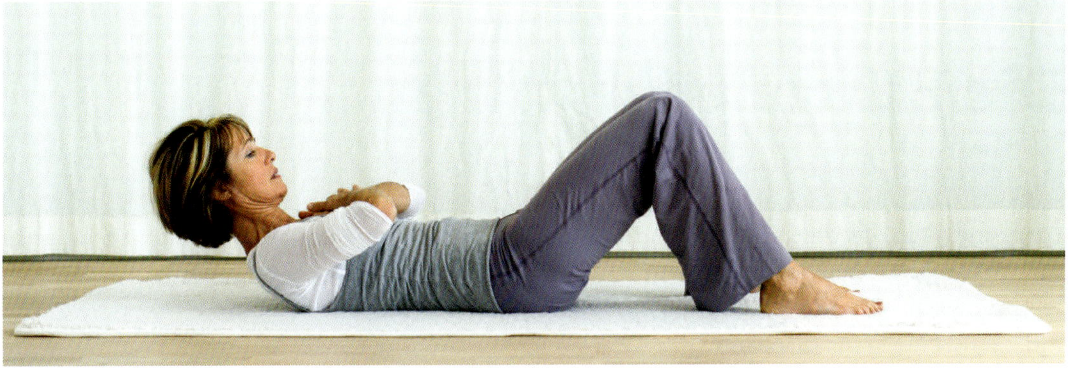

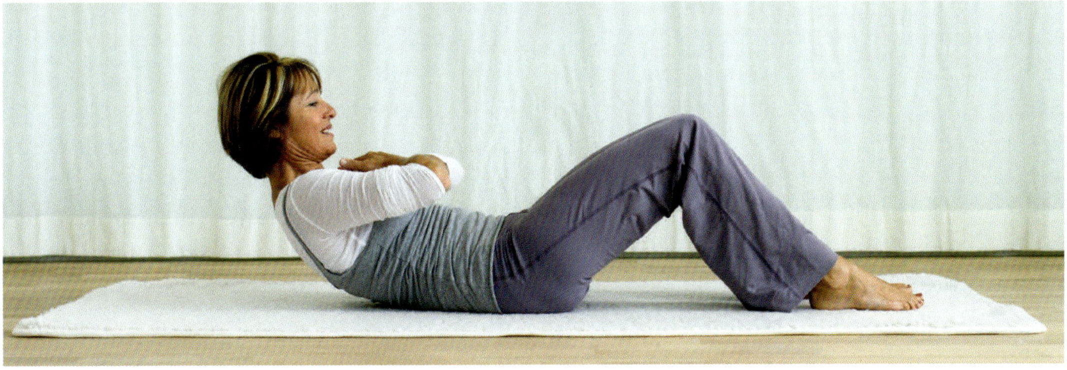

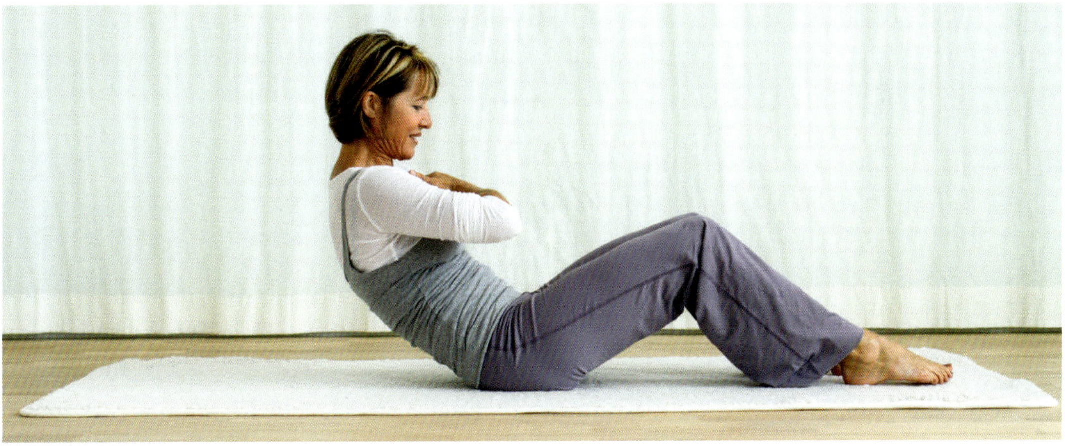

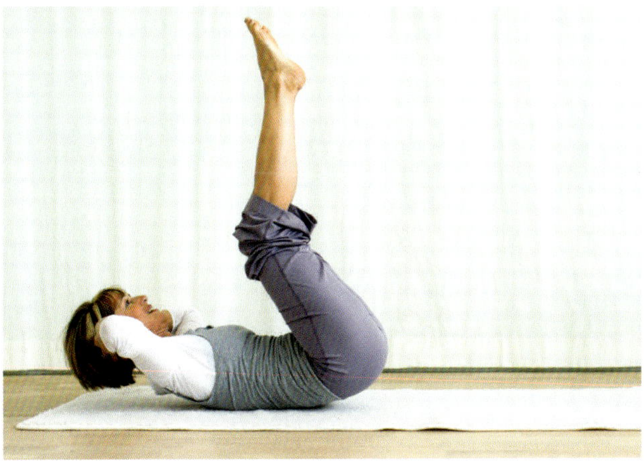

Abb. 7 | Den Kopf anheben
Abb. 8 | Langsam aufrollen
Abb. 9 | Wirbel für Wirbel weiter aufrollen
Abb. 10 | Das Becken vom Boden heben

ÜBUNG 5

Die Hüftgelenke öffnen

Damit das Becken im Stehen mit Leichtigkeit aufgerichtet werden kann, braucht es in den Leisten Elastizität. Oftmals sind die hüftbeugenden Muskeln nicht mehr elastisch; dadurch wird die Beckenaufrichtung erschwert. Eine gute Dehnfähigkeit der Hüfte braucht es auch beim Gehen. Sie ist ein Schlüssel für die Gesundheit des Hüftgelenks.

BEGINN

Legen Sie sich auf den Rücken. Die Beine sind gestreckt. Geben Sie Ihr Gewicht an die Unterlage ab, kommen Sie zur Ruhe. Atmen Sie einige Male ruhig ein und aus.

ÜBUNG

Testen Sie die Elastizität Ihres Hüftlendenmuskels: Ziehen Sie ein Bein angewinkelt sanft Richtung Oberkörper. Das Becken bleibt ruhig. Das liegende Bein sollte dabei lang und entspannt bleiben. Hebt sich das Knie von der Unterlage ab, sind Elastizität und Länge des Muskels ungenügend. Er braucht also Entspannung und Dehnung. Testen Sie auch die Gegenseite.

Nun ziehen Sie beide Beine zum Oberkörper. Halten Sie dann das eine Bein sanft fest und lassen Sie das andere Bein zurück zum Boden gleiten, so dass sich Ihre Leiste öffnen und strecken kann. Lassen Sie das Gefühl der Länge durch Ihr Bein und dann durch Ihre ganze Wirbelsäule strömen. Beugen Sie nun das Knie des gestreckten Beines etwas und lassen Sie das Bein erneut in die Länge gleiten. Wiederholen Sie diese entspannende Dehnung einige Male; bleiben Sie bis zu einer halben Minute in der Dehnposition. Zur Intensivierung der Dehnung können Sie ein eingerolltes Handtuch unter das Becken legen. Positionieren Sie das Becken dabei so, dass Sie ohne Hohlkreuz liegen können. Üben Sie auch eine aktive Variante im Stehen. Dazu stellen Sie ein Bein auf einen Hocker oder ein Möbelstück. Die Füsse stehen parallel, richten Sie das Becken auf, verlängern Sie den Nacken. Nun verlagern Sie Ihr Gewicht Richtung aufgestelltes Bein und lassen die Dehnung über der Leiste des gestreckten Beines wirken. Halten Sie das Becken aufgerichtet. Diese Übung kann auch als Blitzübung nach langen Sitzen dienen.

BEOBACHTEN

Achten Sie darauf, dass Ihr Nacken und Ihre Lendenwirbelsäule lang sind.

IM ALLTAG

Nehmen Sie beim Stehen immer wieder Ihr aufgerichtetes Becken sowie Ihre offenen Leisten wahr.

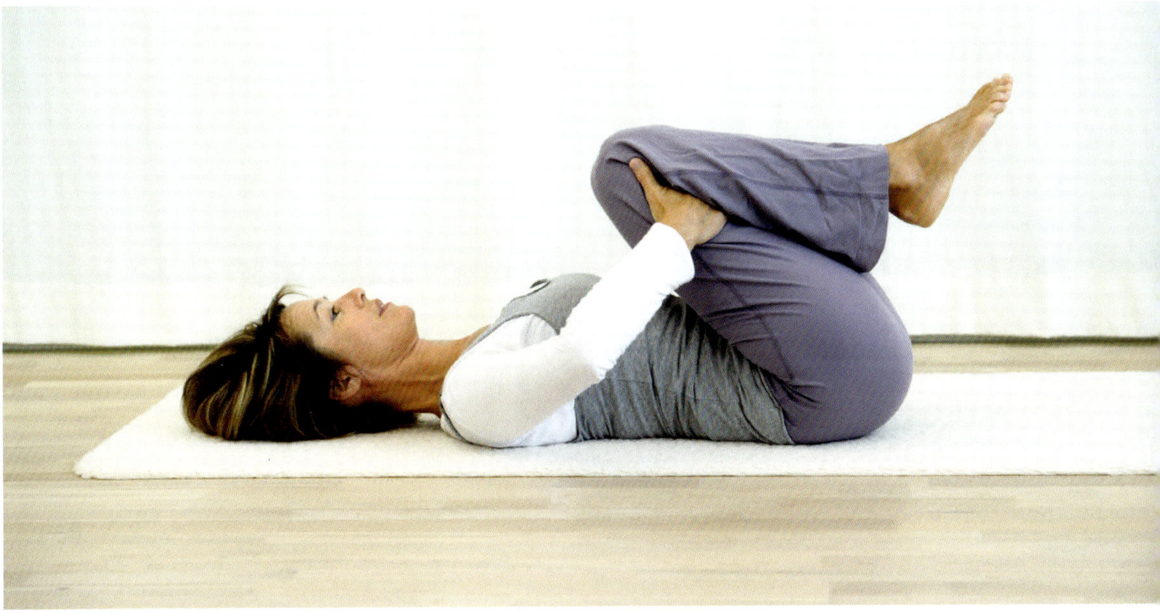

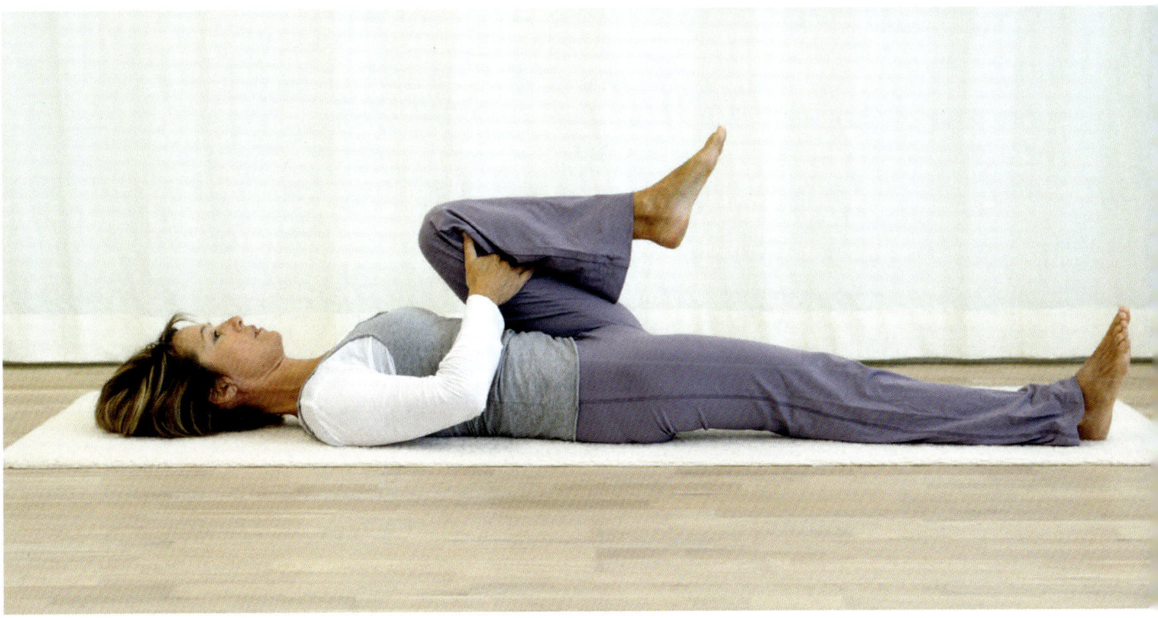

Abb. 11 | Liegen mit langgezogener Wirbelsäule
Abb. 12 | Das Hüftgelenk öffnen

ÜBUNG 6

Intensive Hüftstreckung

Die folgende Übung fördert die Hüftstreckung noch intensiver.

BEGINN

Begeben Sie sich auf einer Unterlage in den Halbkniestand: Das rechte Bein ist aufgestellt. Fuss und Knie schauen nach vorne.

ÜBUNG

Richten Sie sich zwischen Unterlage und Scheitelpunkt aus. Das Becken ist aufgerichtet, die linke Beckenhälfte ist auf der Aussenspirale, also tiefer als die rechte sowie etwas weiter hinten. Vermutlich spüren Sie jetzt einen Zug über Ihren linken Oberschenkel. Lassen Sie den Zug wirken, atmen Sie durch.

Verlagern Sie nun das Gewicht etwas nach vorne, um den Zug zu verstärken. Das Becken bleibt aufgerichtet. Kehren Sie in die Mitte zurück und wechseln Sie die Seite.

Zusätzlich können Sie Ihre oberen Rippen in Richtung des vorderen Beines drehen, ohne die Beckenstellung zu verändern. Damit mobilisieren Sie Brustwirbelsäule und Rippen.

BEOBACHTEN

Achten Sie vor allem darauf, dass das Becken nicht ins Hohlkreuz kippt und dass das vordere Knie über dem Fuss ausgerichtet bleibt. Bei der zusätzlichen Drehbewegung der Brustwirbelsäule dreht das Becken nicht mit.

IM ALLTAG

Begeben Sie sich täglich einmal in diese Position, insbesondere, wenn Sie einen sitzenden Beruf ausüben.

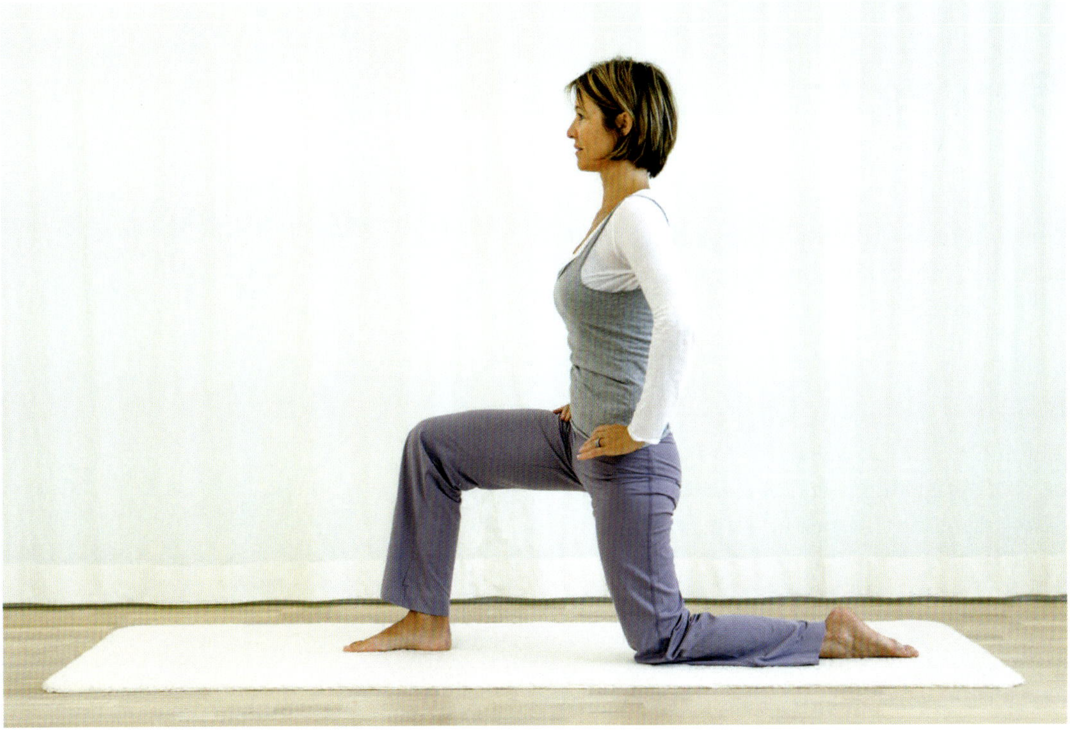

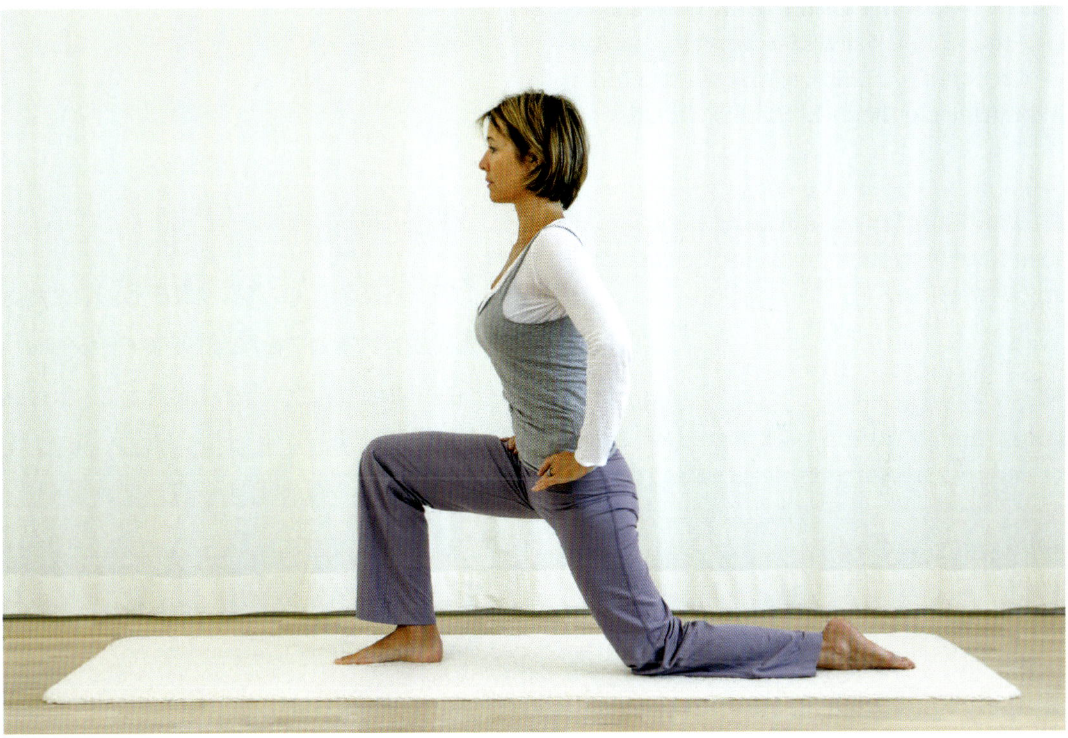

Abb. 13 | Hüftstreckung im Halbkniestand
Abb. 14 | Halbkniestand mit Vorlage

ÜBUNG 7

Bewegliche Hüftgelenke

Voraussetzung für die Beweglichkeit und auch die Stabilität des Beckens sind bewegliche Hüftgelenke.

BEGINN

Legen Sie sich in die Rückenlage. Die Beine sind aufgestellt, der Nacken ist lang, die Schultern sind entspannt. Kommen Sie zur Ruhe.

ÜBUNG

Legen Sie nun den rechten Fuss auf Ihr linkes Knie. Bewegen Sie Ihr rechtes Knie möglichst weg vom Oberkörper; Sie können die Auswärtsdrehung im Hüftgelenk wahrnehmen. Ziehen Sie nun beide Beine zum Oberkörper. Halten Sie dabei den linken Oberschenkel; so können Sie den Zug sanft regulieren. Der Nacken bleibt lang, die Schultern entspannt. Das linke Bein kann auch zur Decke ausgestreckt werden.

BEOBACHTEN

Wenn die Schultern während der Übung nicht breit auf der Unterlage aufliegen können, verwenden Sie zum Heranziehen des Beines ein Handtuch.

IM ALLTAG

Im Alltag kann die Übung im Sitzen ausgeführt werden. Sie legen den einen Fuss auf das andere Knie. Nun beugen Sie sich aus den Hüftgelenken nach vorne. Das aufgelegte Bein wird dabei sanft Richtung Boden bewegt.

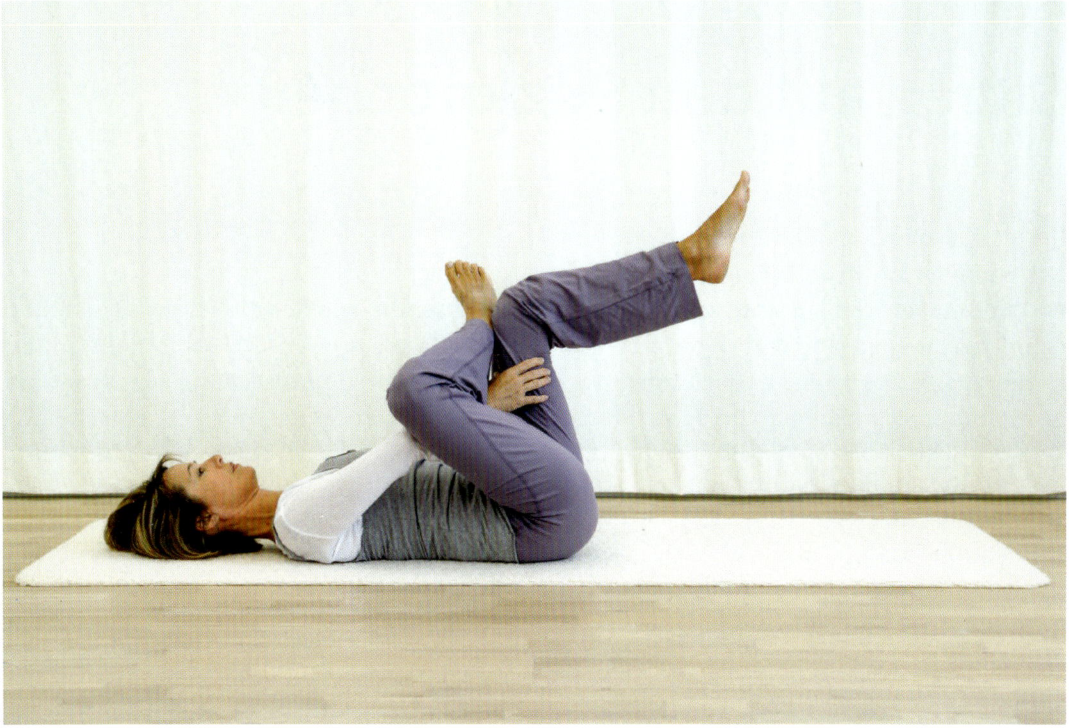

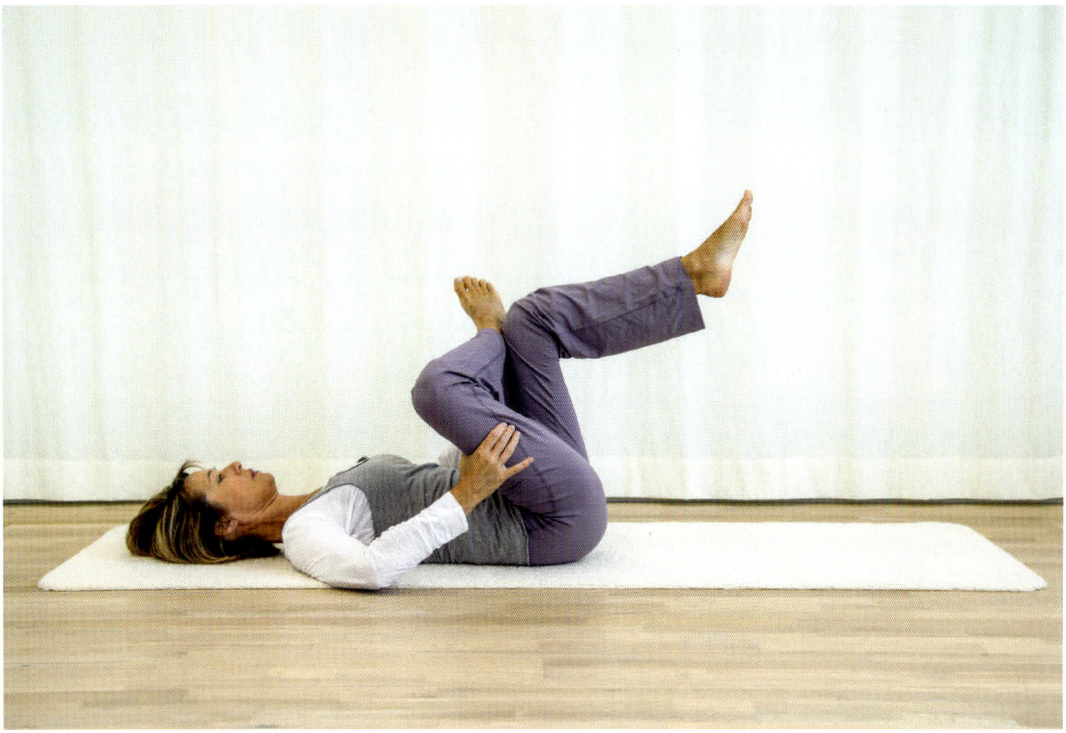

Abb. 15 | Beweglichkeit im Hüftgelenk
Abb. 16 | Den Oberschenkel nach aussen drehen

ÜBUNG 8

Sitzen auf den Sitzknochen

Die Sitzknochen heissen so, weil der Mensch auf ihnen sitzen kann. Häufig sitzt er aber im Rundrücken und zusammengefallen auf dem Kreuzbein oder er will zu aufgerichtet sitzen und verlagert das Gewicht nach vorne in Richtung Schambein. Beide Varianten sind ungünstig für die Wirbelsäule, die Hüftbein-Kreuzbein-Gelenke, die Bandscheiben und die Atmung. Lernen Sie, das Gewicht durch die Sitzbeine abzugeben.

BEGINN

Suchen Sie sich einen Stuhl mit einer gepolsterten Sitzfläche oder legen Sie ein Handtuch oder ein flaches Kissen auf einen harten Stuhl. Die Sitzfläche sollte waagrecht sein. Kommen Sie zur Ruhe.

ÜBUNG

Setzen Sie sich nun auf Ihre Hände. So spüren Sie zwei massive Knochen, die Sitzbeine. Bewegen Sie nun Ihr Becken Richtung Hohlkreuz und dann Richtung Rundrücken. Sie können wahrnehmen, dass die Sitzbeine im Hohlkreuz nach hinten und im Rundrücken nach vorne zeigen. Auf diesem Weg kommen Sie einmal in der zentrierten Position vorbei: dann, wenn die Sitzknochen vollen Druck auf Ihre Hände geben. In dieser Position ist Ihr Becken aufgerichtet. Wiederholen Sie diese Bewegung einige Male, um so die Mitte zu finden. Danach üben Sie ohne Hilfe Ihrer Hände.

BEOBACHTEN

Beachten Sie, wie sich die gesamte Ausrichtung der Wirbelsäule an die Positionen anpasst. Rundrücken, Überstreckung oder zentriertes Sitzen: Die Beckenstellung ist entscheidend. Gewöhnen Sie sich daran, dass die Sitzknochen Ihr Gewicht in den Stuhl weiterleiten.

IM ALLTAG

Verankern Sie das Sitzen auf den Sitzknochen in Ihrem Alltag: Immer, wenn Sie sich hinsetzen, nehmen Sie die anatomisch sinnvolle Position wahr. Im Büro kann das Telefonsignal Sie an die Sitzhaltung erinnern. Nützen Sie aber auch Ihre Rückenlehne als willkommene Stütze für die aufgerichtete Sitzhaltung. Vergessen Sie trotz der optimalen Sitzhaltung die bewegten Pausen nicht.

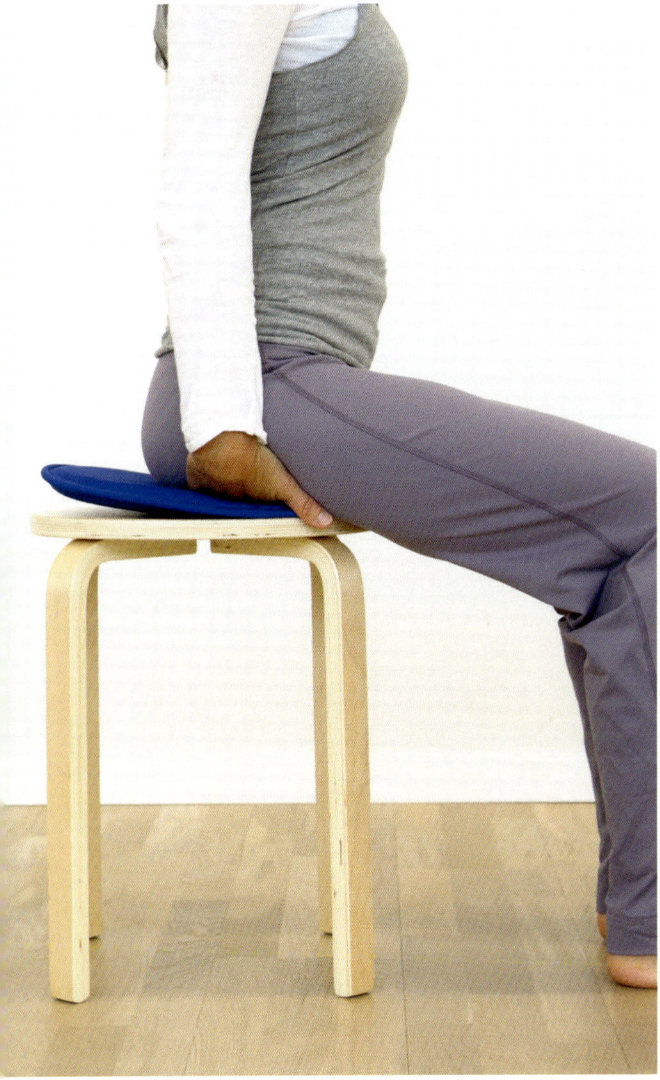

Abb. 17 | Die Sitzknochen ertasten

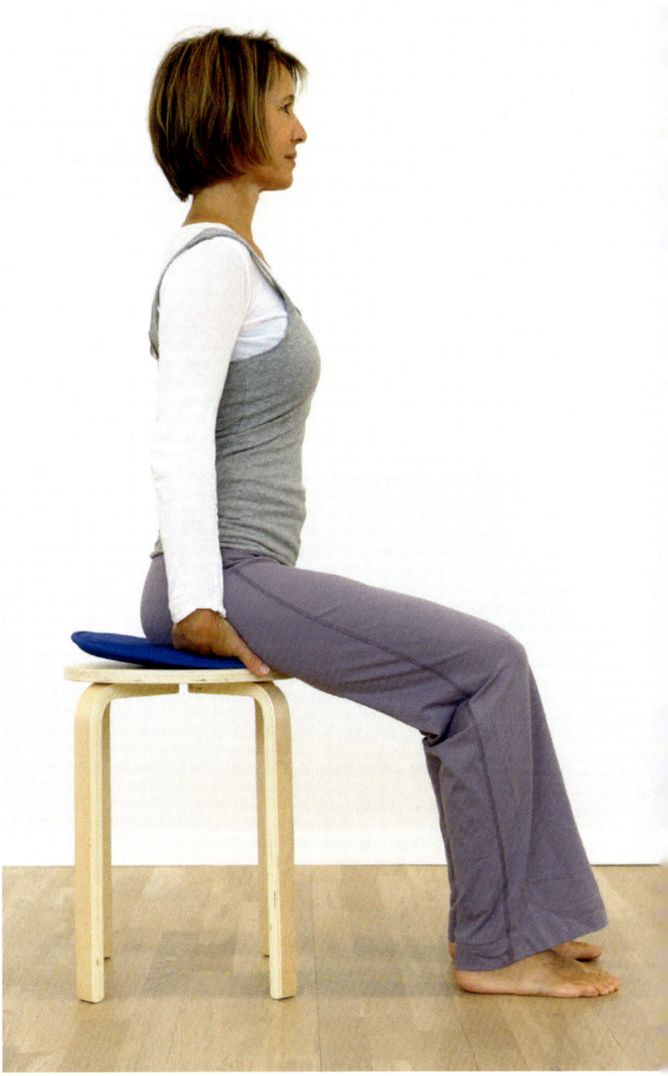

Abb. 18 | Die Wirbelsäule ausrichten

ÜBUNG 9

Dynamisches Sitzen

Wenn Sie längere Zeit sitzen müssen, sei es am Arbeitsplatz oder auf Reisen: Sorgen Sie für Abwechslung, sitzen Sie nicht still. Aktivieren Sie den Beckenboden, bewegen Sie Ihre Füsse und Beine, strecken, beugen und drehen Sie sich. Stehen Sie auf, machen Sie bewegte Pausen, bewegen Sie auch hier kraftvoll Ihre Füsse, strecken und recken Sie sich.

BEGINN

Setzen Sie sich aufgerichtet auf Ihren Stuhl; die Füsse sind gerade ausgerichtet und haben guten Bodenkontakt. Kreuz und Nacken sind lang. Atmen Sie einmal tief durch.

ÜBUNG

Verlagern Sie das Gewicht Ihres Beckens einige Male nach rechts und nach links. Paddeln Sie mit Ihren Beckenhälften rückwärts. Zentrieren Sie nun Ihr Becken, indem Sie gerade auf Ihren Sitzknochen sitzen. Der Kopf schwebt nach oben, der Nacken ist lang. Beim nächsten Einatmen erhöhen Sie den Kontakt Ihrer Füsse mit dem Boden und aktivieren gleichzeitig den Beckenboden. Die Wirbelsäule erfährt einen Verlängerungsimpuls. Beim Ausatmen lösen Sie die Spannung, ohne die Aufrichtung zu verlieren. Wiederholen Sie diesen Impuls einige Male. Sie können beim Einatmen dazu auch Ihre Arme nach oben nehmen und beim Ausatmen wieder sinken lassen. Danach spazieren Sie auf Ihren Sitzknochen auf der Stuhlfläche nach hinten, rutschen wieder nach vorne und spazieren erneut rückwärts. Diese Bewegung mobilisiert Ihr Becken auf einfache Weise. Natürlich können Sie für das aktive Sitzen auch auf einer beweglichen Unterlage üben.

BEOBACHTEN

Bewegung und Beweglichkeit sind wichtige Faktoren auf dem Weg zu einer gesunden Sitzhaltung. Doch braucht es immer wieder Zentrierung. Durchbewegen und dann weiter krumm sitzen macht keinen Sinn. Setzen Sie sich nach den Bewegungssequenzen bewusst auf Ihre Sitzknochen und verlängern Sie sanft Ihre Wirbelsäule.

ALLTAG

Der Alltag stellt immer eine Herausforderung dar: Konzentriertes Arbeiten, gewohnheitsmässige Haltungen und Positionen, Stress und Anspannung, aber auch Bequemlichkeit und Nachlässigkeit lassen uns zu lange in Sitzhaltungen verharren, die nicht optimal sind. Lassen Sie sich nicht entmutigen, bleiben Sie dran.

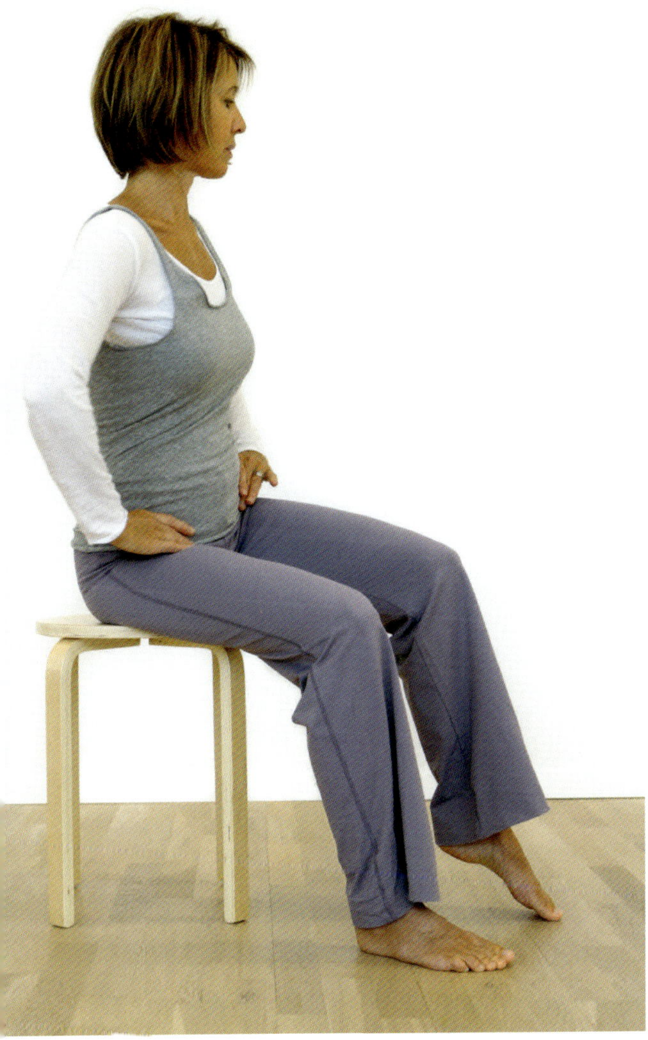

Abb. 19 | Mit den Sitzknochen spazieren

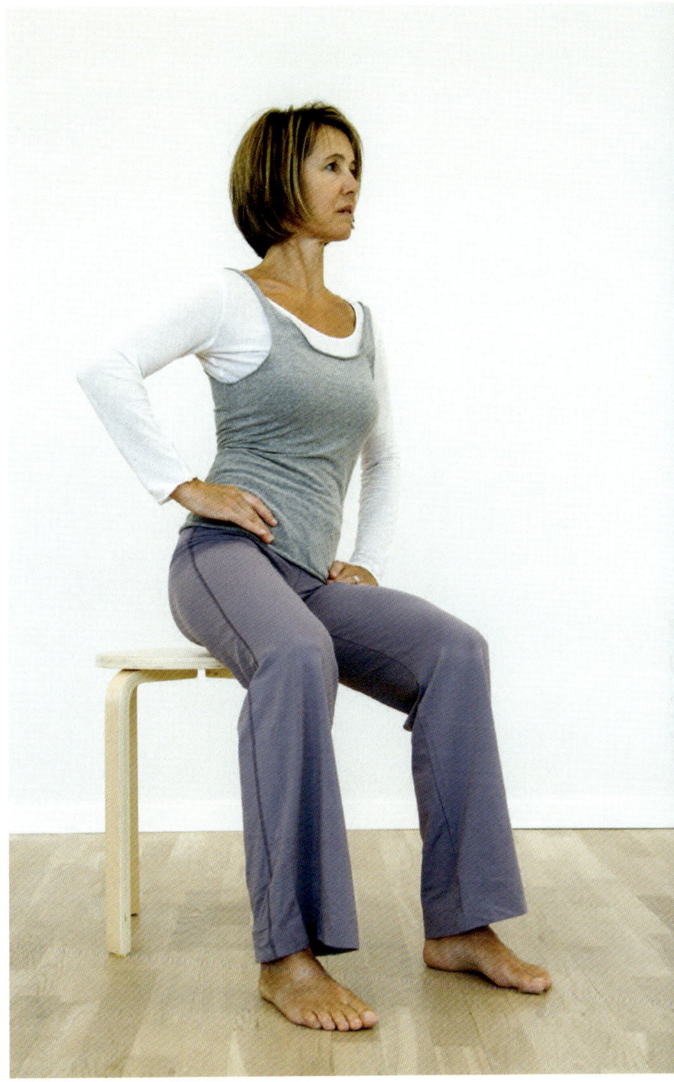

Abb. 20 | Die Wirbelsäule bleibt aufgerichtet

ÜBUNG 10

Das Becken im Stehen aufrichten

Nach den Übungen im Liegen und Sitzen kann sich Ihr Becken zunehmend mit Leichtigkeit zentrieren und ohne Anstrengung aufrichten.

Beginn

Stellen Sie sich mit dem Rücken gegen die Kante eines Schrankes oder eines Türrahmens. Sie spüren den Kontakt des Kreuzbeines mit der Kante. Das Hinterhaupt befindet sich in der Verlängerung der Brustwirbelsäule und berührt ebenfalls die Kante. Falls Sie dadurch Druck im Kehlkopfbereich oder eine Stauchung des Nackens bemerken, lösen Sie den Kopf von der Kante und verlängern Sie Ihren Nacken so gut wie möglich. Ertasten Sie den Abstand zwischen Lendenwirbelsäule und Kante bzw. zwischen Nacken und Kante. Wie viele Finger breit hat es Platz dazwischen?

Übung

Positionieren Sie Ihre Hände so, dass Sie der Lendenwirbelsäule zur Länge verhelfen können. Bewegen Sie Ihr Kreuzbein mit Hilfe der Hände der Kante entlang nach unten. Die untere Rückenmuskulatur gibt elastisch nach. Aktivieren Sie die Längsfasern des Beckenbodens: Das Steissbein bewegt sich Richtung Schambein, ohne dass das Becken sich mit nach vorne bewegt. Es bleibt nach hinten zur Kante orientiert. Jetzt sind auch die Bauchmuskeln aktiv: Sie ziehen das Schambein nach oben und stabilisieren die Beckenaufrichtung. Der Abstand Ihrer Lendenwirbelsäule zur Kante ist kleiner geworden. Anstelle der Kante kann auch mit einem weichen Ball geübt werden. Die Bewegung fühlt sich geschmeidiger an. Achten Sie bei dieser Variante darauf, dass Sie mit dem Oberkörper nicht in Rücklage geraten.
Üben Sie mit der Zeit im freien Stehen.

Beobachten

Ziehen Sie für die Beckenaufrichtung nicht reflexartig den Bauch ein. Verlängern Sie mit einem Impuls aus dem Beckenboden zuerst Ihre Lendenwirbelsäule. Falls Sie das Becken nur aufrichten können, indem Sie die Knie beugen, wiederholen Sie Übung 5 ***Die Hüftgelenke öffnen*** (S. 44).

IM ALLTAG

Gewöhnen Sie sich im Alltag an das aufgerichtete Becken, auch wenn Ihnen diese Position möglicherweise fremd erscheint. Sie entspricht der natürlichen Zentrierung des Beckens. Streichen Sie mit den Händen Ihr Kreuz lang und aktivieren Sie leicht den Beckenboden.

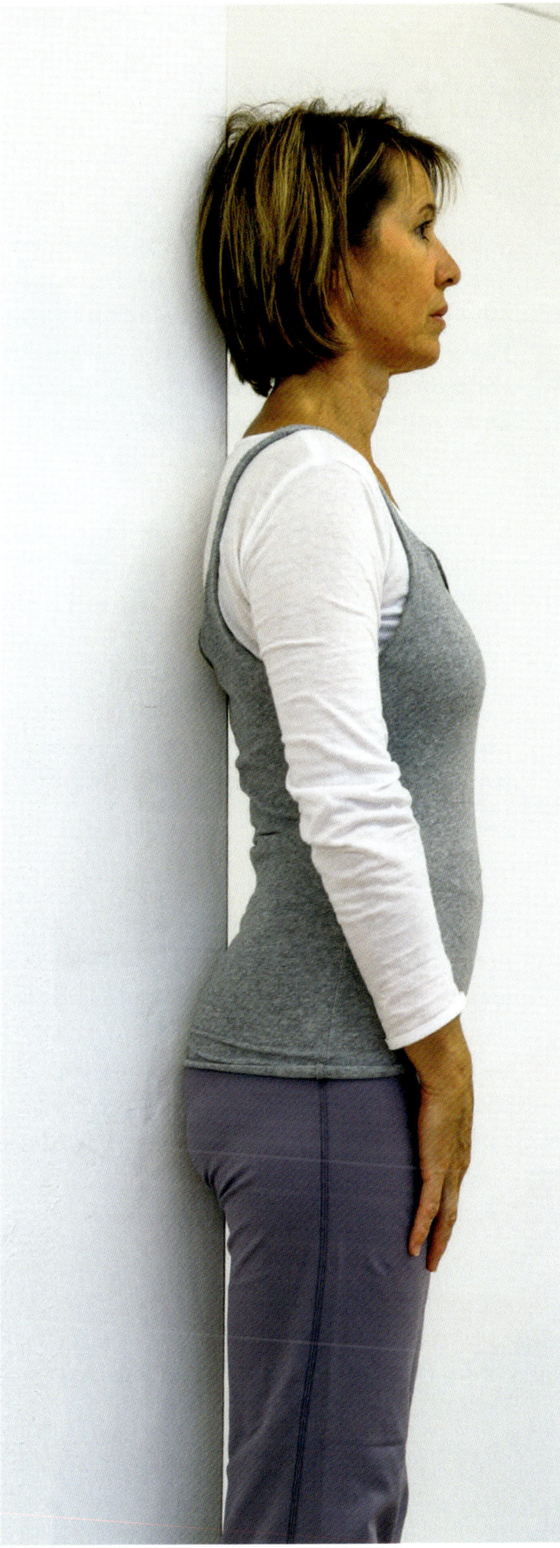

Abb. 21 | Stehen an einer Kante

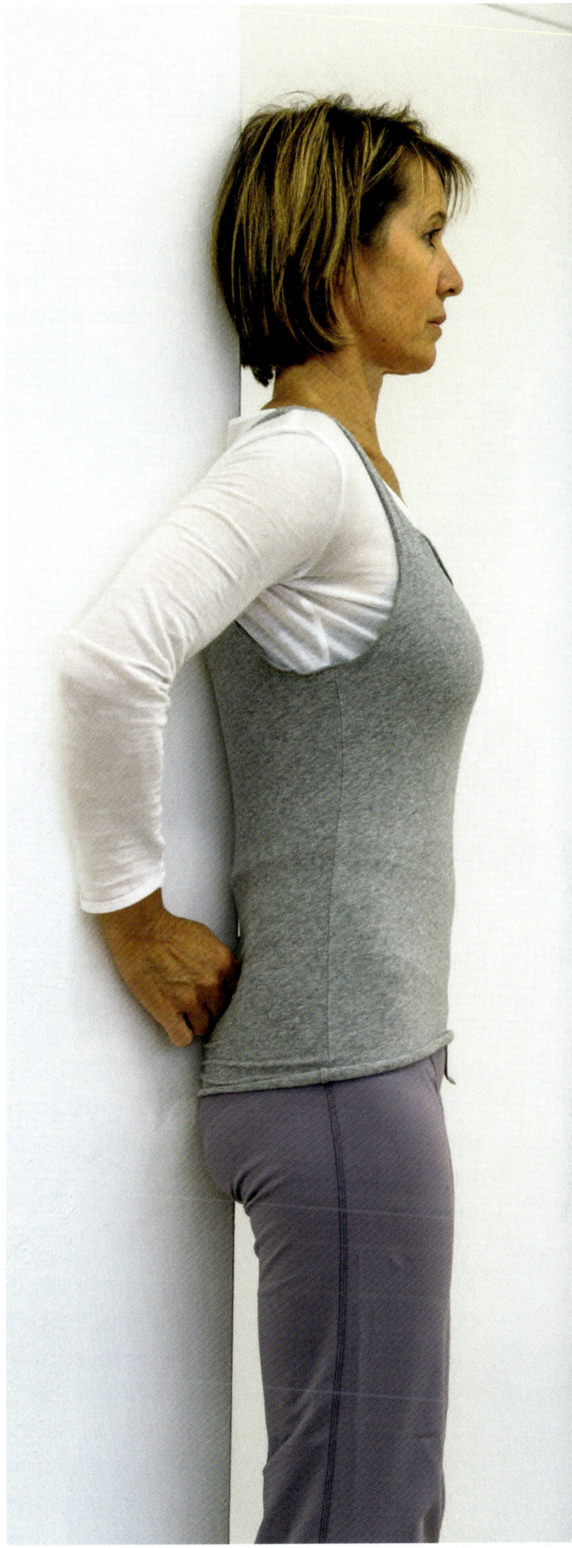

Abb. 22 | Das Becken aufrichten

ÜBUNG 11

Ein stabiles Standbein haben

Geht es Ihnen wie uns? Sie möchten im Leben nicht stehen bleiben, sondern Fortschritte machen. Auf körperlicher Ebene bedeutet dies: Sie verlagern beim Gehen Ihr Gewicht vom einen Bein auf das andere. Die Beckenkoordination des Standbeines entscheidet über die Stabilität, über die gesunde Belastung von Hüftgelenk, Lendenwirbelsäule, Knie und Fuss.

BEGINN

Stellen Sie Ihr linkes Bein auf eine Stufe oder einen Hocker. Das rechte Bein steht auf dem Boden, es ist Ihr Standbein. Beide Füsse schauen gerade nach vorne, die Knie sind gelöst, die Kniekehle fühlt sich lang an.

ÜBUNG

Richten Sie als Erstes Ihr Becken auf. Verlängern Sie Ihre rechte Körperseite zwischen Fuss und Scheitelpunkt. Sie laufen zur vollen Grösse auf. Die Wirbelsäule und das Bein werden verlängert. Das aufgerichtete Becken bewegt sich auf der Standbeinseite leicht „weg vom Bauchnabel" und seitlich nach unten.

Ihr rechter Sitzknochen „wandert" Richtung Körpermitte und etwas nach vorne. Für diese Bewegung ist die Beckenbodenmuskulatur verantwortlich. Sie können ein koordiniertes Standbein also auch mit dem Beckenboden einleiten und den Sitzknochen aktiv nach innen-vorne ziehen. Wichtig ist, dass Sie diesen Impuls für die Verlängerung des ganzen Beines und der Wirbelsäule nützen. Das Becken auf der Standbeinseite ist nun auf einer so genannten *Aussenspirale*. Bleiben Sie einen Moment in dieser Position, lösen Sie sie etwas, bauen Sie sie erneut auf. Testen Sie auch mal Ihre Kraft: Heben Sie das linke Bein von der Stufe ab. Die Position des Beckens soll unverändert 20 Sekunden gehalten werden können. Verliert das Becken seine Ausrichtung, mangelt es an der Stabilisationskraft. Erwerben Sie diese mit täglicher Übung.

Wiederholen Sie die Übung auf der andern Seite. Falls Sie ins Hohlkreuz geraten, nehmen Sie ein Handtuch zu Hilfe (siehe Abb. 94).

BEOBACHTEN

Das Becken als ganzes ist aufgerichtet, wobei die Beckenhälfte der Standbeinseite im Vergleich zur Spielbeinseite tiefer steht und vom Bauchnabel etwas wegdreht. Das gestreckte Knie ist angenehm in die Länge ausgerichtet. Die Kniescheibe zeigt über den Fuss. Der Vorfuss hat guten Bodenkontakt. Die Schultern sind entspannt.

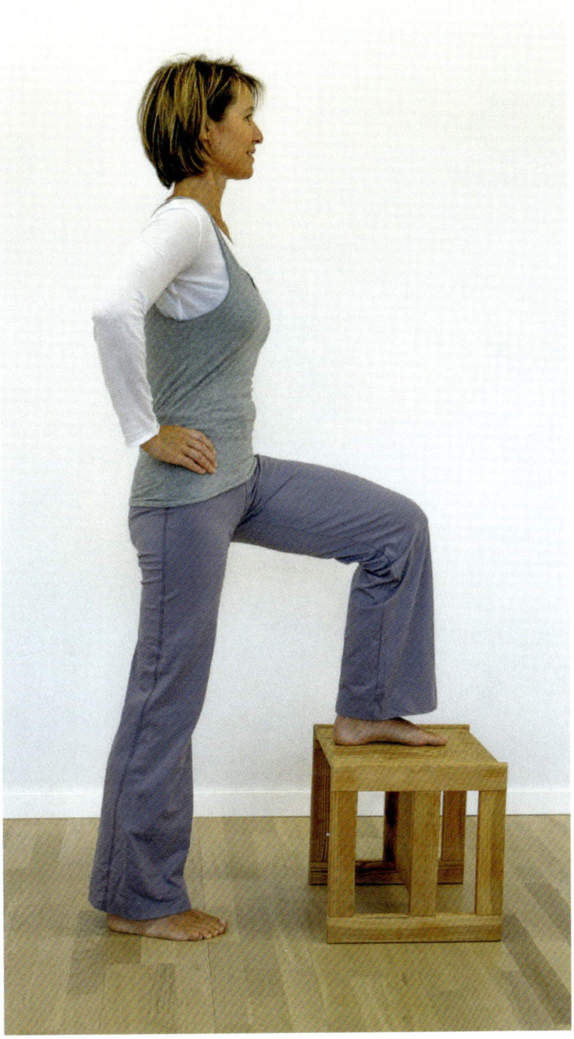

Abb. 23 | Sich zwischen Boden und Scheitelpunkt ausrichten

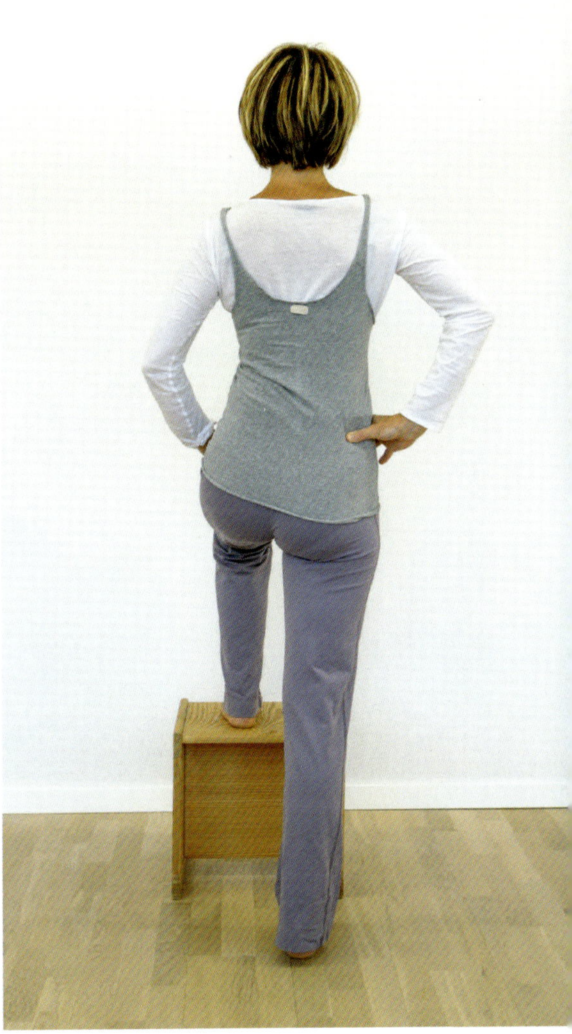

Abb. 24 | Tiefstand des Beckens auf der Standbeinseite

IM ALLTAG

Trainieren Sie Ihre Standbeinseite – mal links, mal rechts – beim Zähneputzen, Telefonieren oder in der bewegten Pause.

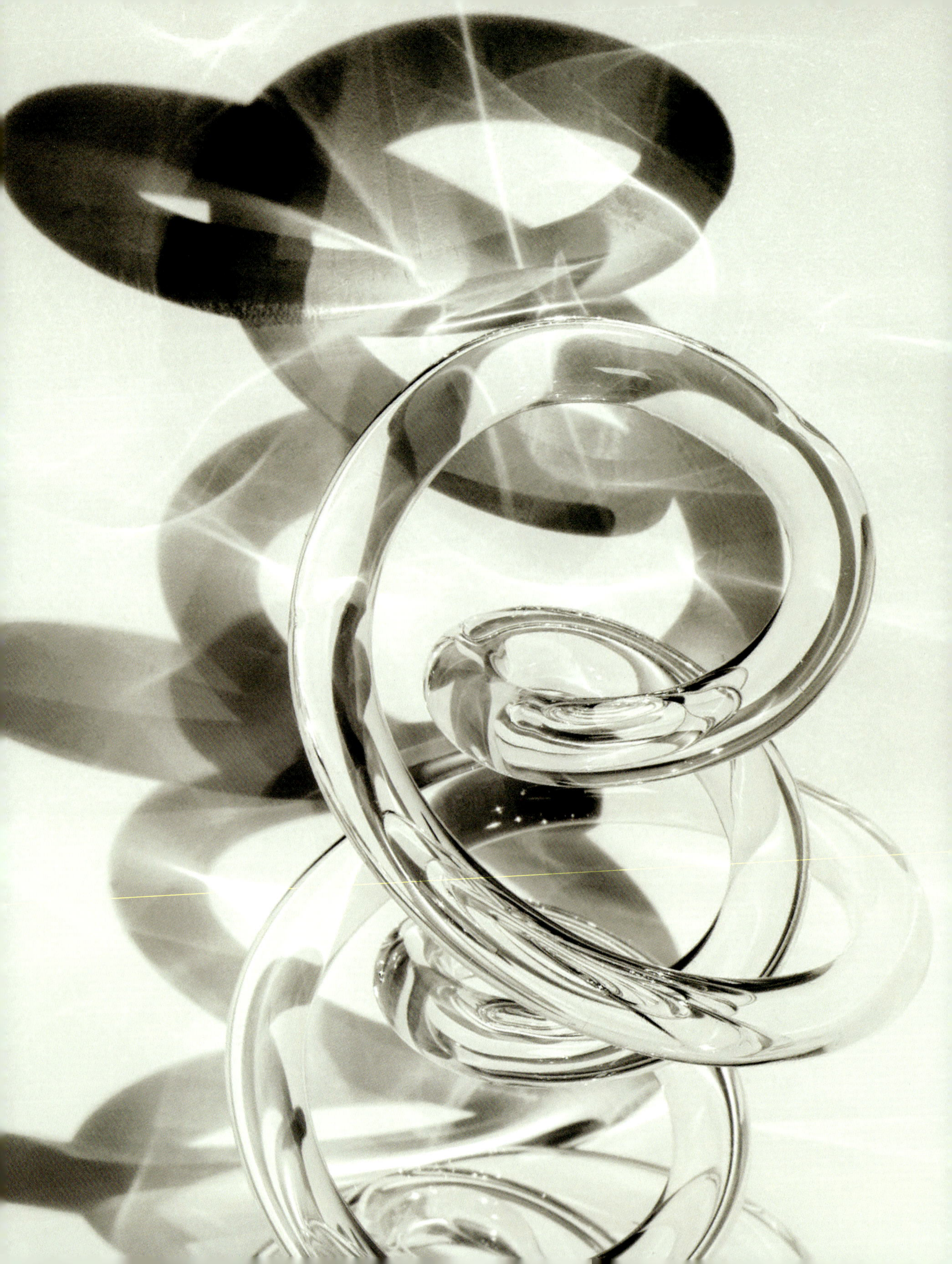

5 Kopf

Gegenpol zum Becken

Wo steht Ihnen der Kopf? Lassen Sie den Kopf hängen oder sagen Sie sich „Kopf hoch“? Wächst Ihnen alles über den Kopf oder verlieren Sie den Kopf? Sitzt Ihnen die Angst im Nacken? Bekommen Sie einen dicken Hals oder steht Ihnen das Wasser bis zum Hals? Viele Redewendungen rund um Kopf, Nacken und Hals verdeutlichen die Bedeutung dieses Bereiches. Der Kopf gilt als Denk- und Schaltzentrale des Menschen. Das Gesicht verleiht dem Menschen sein individuelles Aussehen. Die Sinnes- und Sprechorgane ermöglichen die Kommunikation mit einem Gegenüber und die Orientierung in der Welt.

Der Kopf ist den ganzen Tag in Bewegung – und damit auch die Halswirbelsäule. Da diese delikat und supermobil gebaut ist und der Kopf vergleichsweise schwer ist, ist Ihr Körperbewusstsein besonders gefordert, hier die Zentrierung und das muskuläre Gleichgewicht zu finden. Häufig kommt es im Nacken zu Stauchungen und Verspannungen. Dadurch verändern sich Gesichtsausdruck und Stimme nachteilig, die Luft- und Speiseröhre und auch Rückenmark, Arterien, Venen sowie die gesamten Nervenbahnen haben keine optimalen Bedingungen mehr. Kopfschmerzen, Müdigkeit, Heiserkeit, Kiefergelenksstörungen, Probleme mit Zahnfleisch und Kieferknochen, Konzentrationsschwächen, Hals- und Ohrenbeschwerden, Schnarchen können die Folge sein. Zudem besteht auch ein direkter Zusammenhang zwischen den Bewegungen der Augen und der Nackenmuskulatur. Bei Nackenbeschwerden macht es daher Sinn, auch die Augen kontrollieren zu lassen oder Augenübungen zur Entlastung zu machen.

Der Kopf auf einen Blick

Daran erkennen Sie eine anatomisch koordinierte Kopfhaltung:

Der Nacken ist lang; es ist kein Knick sichtbar.

Das Gesicht steht senkrecht.

Auge und Ohr bilden im Profil eine horizontale Linie.

Zwischen Kinn und Hals besteht ein rechter Winkel.

Der Kopf befindet sich lotrecht über dem Rumpf.

Der Übergang zur Brustwirbelsäule ist knickfrei.

ORIENTIERUNGSREISE RUND UM IHREN KOPF

Ertasten Sie Ihren Kopf. Ist er eine Kugel? Nicht wirklich; eher eine Halbkugel mit Unterkiefer! Der Schädel mit dem Oberkiefer bildet die Halbkugel.

Unterhalb des Gehörganges befinden sich rechts und links die Kiefergelenke. Auf etwa gleicher Höhe wie die Kiefergelenke befindet sich der oberste Halswirbel.

Wenn Sie hinter den Ohren der Schädelbasis entlang weiter zur Mitte tasten, kommen Sie zum Hinterhauptsloch, der Ein- und Austrittsstelle des Rückenmarks.

Ertasten Sie danach Ihren Nacken. Sie werden die kräftigen Nackenmuskeln und teilweise die Querfortsätze der Halswirbel wahrnehmen.

Nehmen Sie auch wahr, ob sich Ihre Halswirbelsäule lang oder gestaucht anfühlt.

Der Unterkiefer selber ist der bewegliche Teil des Kopfes. Bewegen Sie ihn in alle Richtungen und nehmen Sie seine Funktion bei den Kaubewegungen wahr.

4 Übungen für Kopf und Nacken

ÜBUNG 12	**Den Nacken entspannen**
ÜBUNG 13	**Die tiefen Halsmuskeln kräftigen**
ÜBUNG 14	**Den Kopf zentrieren und drehen**
ÜBUNG 15	**Nach oben und nach unten schauen**

ÜBUNG 12

Den Nacken entspannen

Zur Zentrierung des Kopfes spielt die Bewegung im oberen Kopfgelenk eine wichtige Rolle. Das obere Kopfgelenk ist das Gelenk zwischen dem ersten Halswirbel und der Schädelbasis. Es befindet sich auf der Höhe der Ohrläppchen in der Tiefe des Nackens. Häufig ist die Muskulatur in diesem Bereich verspannt. Das Gelenk ist „geschlossen" und unbeweglich statt offen und frei beweglich. Diese Verspannungen führen zu Schmerzen in den Muskeln sowie ihren Ansätzen an der Schädelbasis und an den Halswirbeln. Mit der folgenden Übung wird Ihr oberes Kopfgelenk wieder beweglich und die Muskulatur elastisch.

BEGINN

Legen Sie sich in die Rückenlage; räkeln, strecken, bewegen Sie sich zuerst in alle Richtungen. Dann kommen Sie zur Ruhe und stellen Ihre Beine auf. Die Füsse sind parallel ausgerichtet. Sollte sich Ihr Nacken gestaucht anfühlen, legen Sie sich ein gefaltetes Handtuch unter den Hinterkopf.

ÜBUNG

Beginnen Sie mit einem leichten Anspannen der Nackenmuskulatur: Der Nacken wird dadurch etwas hohl. Das obere Kopfgelenk „schliesst" sich. Entspannen Sie jetzt die Muskulatur langsam und bewusst und stellen Sie sich vor, wie sich das obere Kopfgelenk wieder öffnet. Wiederholen Sie diese Bewegung einige Male. Danach öffnen Sie das Kopfgelenk im Rhythmus des Atems: einatmend öffnen und die Halswirbelsäule verlängern, ausatmend wieder etwas zurück. Rollen Sie sich anschliessend zur Seite und setzen Sie sich auf. Streichen Sie mit Ihren Händen sanft den Nacken lang.

BEOBACHTEN

Ohne Druck und Anstrengung üben. Wenn das obere Kopfgelenk offen ist, ist Ihr Gesicht parallel zu Decke und Boden ausgerichtet. Es ist entspannt, der Blick ist weich.

IM ALLTAG

Erinnern Sie sich immer wieder an den langen Nacken.

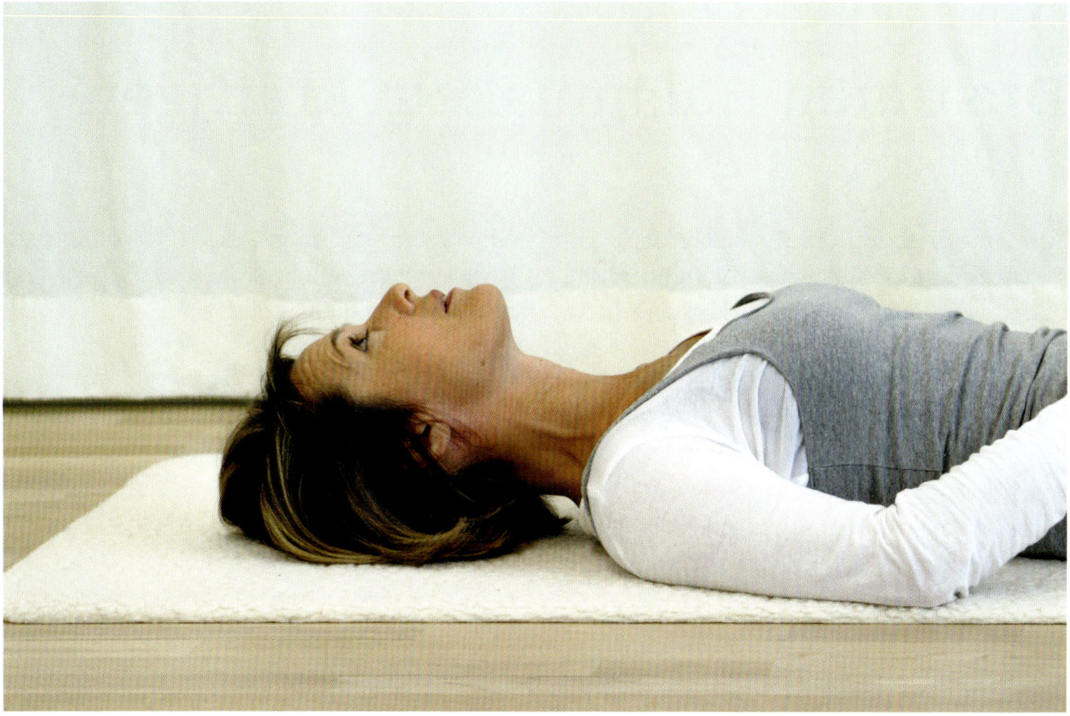

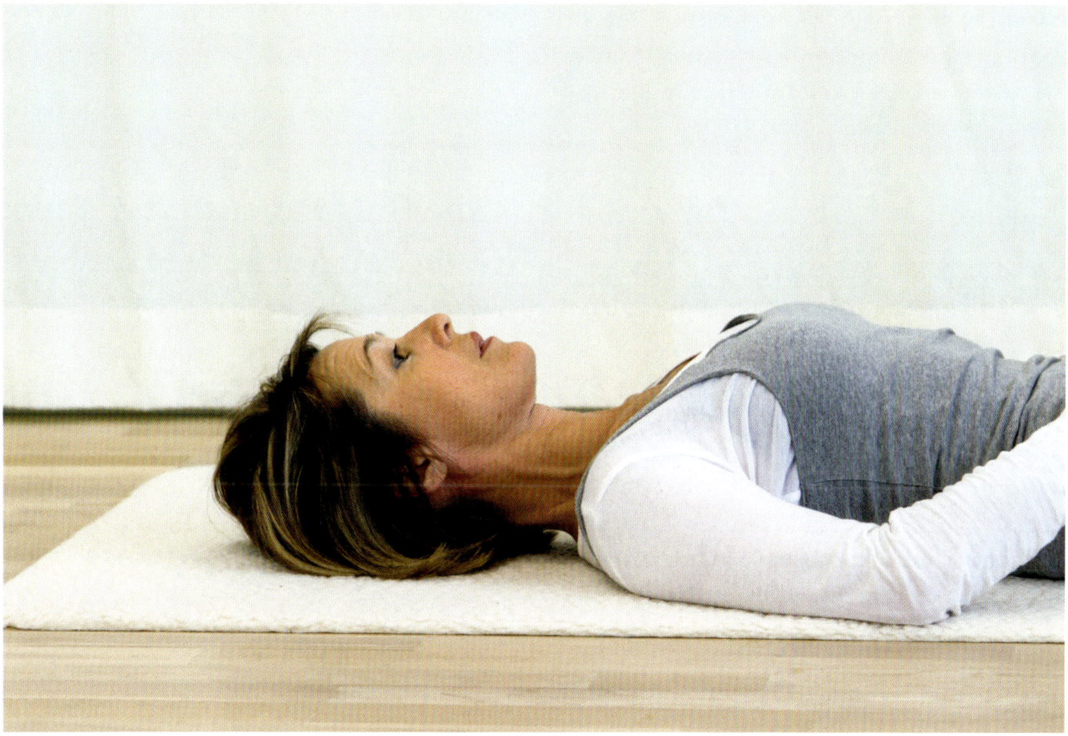

Abb. 25 | Den Nacken hohl machen
Abb. 26 | Den Nacken sinken lassen

ÜBUNG 13

Die tiefen Halsmuskeln kräftigen

Damit die empfindliche Halswirbelsäule gut geschützt und stabilisiert ist, braucht es kräftige tiefe Halsmuskeln. Diese Muskelschicht befindet sich hinter dem Kehlkopf auf der Vorderseite der Halswirbelsäule. Da sie weder sicht- noch tastbar ist, fehlt sie im Körperbewusstsein und wird muskulär viel zu wenig trainiert. Doch für die Gesundheit der Halswirbelsäule ist das Spannungsgleichgewicht zwischen den tiefen Halsmuskeln und den tiefen Nackenmuskeln Voraussetzung.

BEGINN

Legen Sie sich in Rückenlage und stellen Sie die Beine auf. Nehmen Sie sich einen Moment Zeit, Kreuz und Nacken sinken zu lassen und rollen sie das Becken etwas ein.

ÜBUNG

Verlängern Sie den Nacken und rollen Sie den Kopf leicht ein. Heben Sie nun den Kopf einige Zentimeter von der Unterlage ab. Das Kinn ist zum Brustbein orientiert, wird aber nicht angedrückt. Atmen Sie während des Anhebens aus. Legen Sie den Kopf wieder auf die Unterlage und gehen Sie leicht in den Hohlnacken. Beim nächsten Einatmen verlängern Sie den Nacken erneut und beim Ausatmen heben Sie den Kopf wieder ab. Wiederholen Sie diese Bewegung 10- bis 20-mal.

Als Variante können Sie den abgehobenen Kopf auch nach rechts und das nächste Mal nach links drehen.

BEOBACHTEN

Schieben Sie den Kopf nicht Richtung Zimmerdecke, drücken Sie aber auch das Kinn nicht zur Brust. Die Position darf Ihre Atmung nicht beeinträchtigen. Üben Sie daher in einem Rhythmus, der bewusstes Atmen und Bewegen zulässt.

IM ALLTAG

Visualisieren Sie, dass die Halswirbelsäule nicht nur von den Nackenmuskeln gestützt und geschützt ist, sondern auch von den Muskeln auf der Vorderseite der Halswirbelsäule.

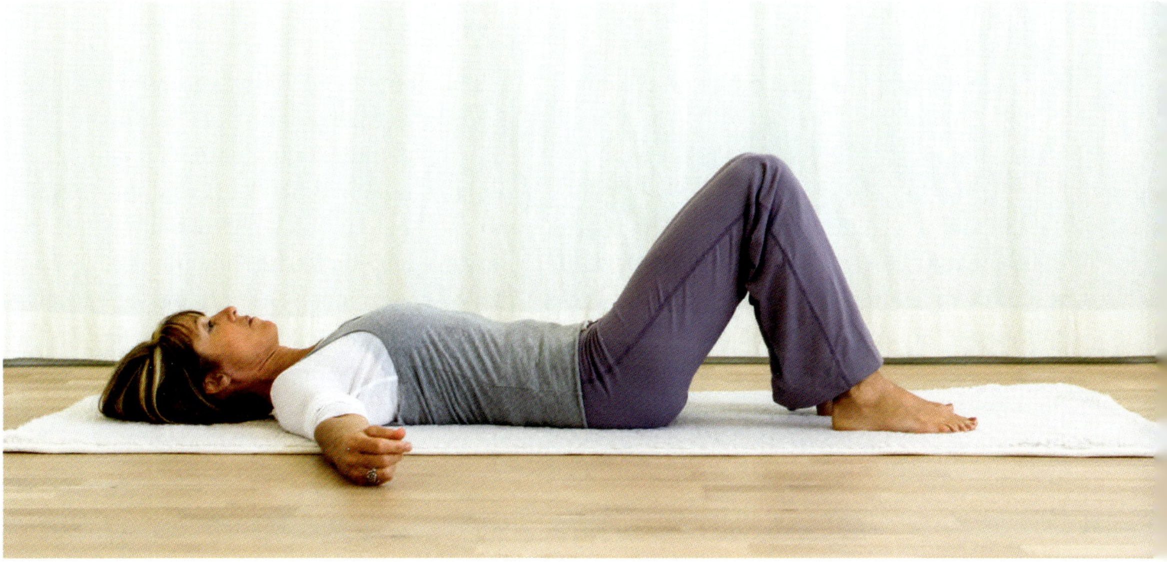

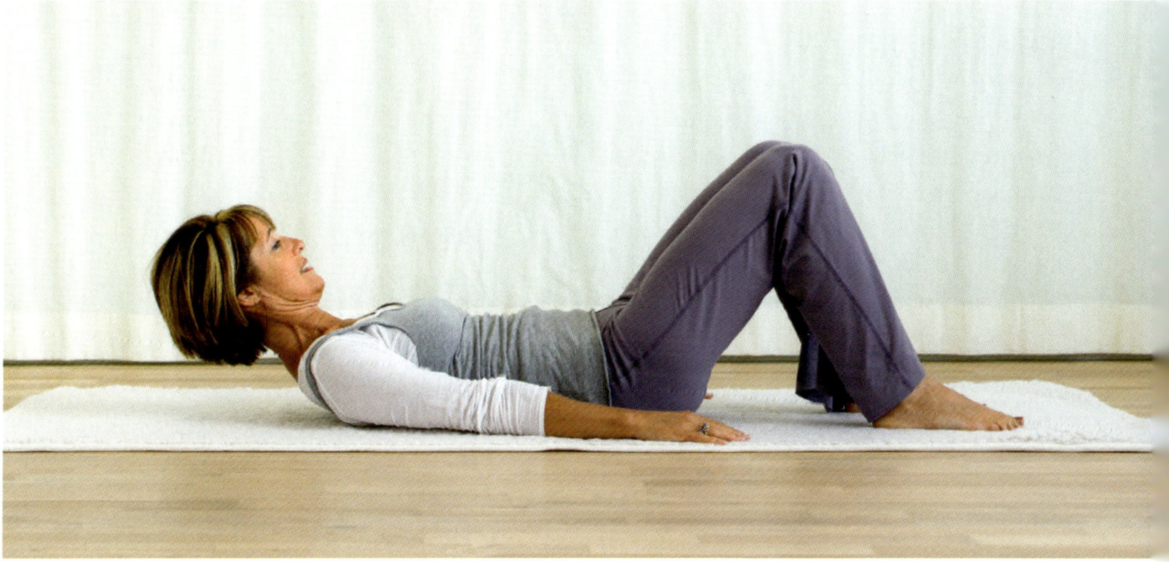

Abb. 27 | Den Nacken verlängern
Abb. 28 | Den Kopf anheben

ÜBUNG 14

Den Kopf zentrieren und drehen

Sind die Nackenmuskeln elastisch und das obere Kopfgelenk offen, lässt sich der Kopf auf dem Rumpf zentrieren und mühelos drehen.

BEGINN

Setzen Sie sich rittlings auf einen Stuhl mit dem Rücken zur Wand. Die Wirbelsäule sollte nach Möglichkeit entlang der Wand ausgerichtet sein: Becken, Rücken und Kopf haben idealerweise gleichmässigen Kontakt mit der Wand. Vielleicht ist Ihre Brustwirbelsäule zu unbeweglich dazu, in diesem Fall rutschen Sie mit dem Becken etwas weg von der Wand. Die Füsse haben guten Bodenkontakt.

ÜBUNG

Verkürzen Sie den Nacken leicht. Ihr Blick kippt dabei etwas nach oben. Danach „fahren" Sie mit der Stelle des Kopfes, an der Sie die Wand spüren, der Wand entlang nach oben. Ihr Nacken verlängert sich angenehm, der Abstand zur Wand nimmt ab. Der Kopf rollt leicht nach vorne ein. Gleichzeitig bleibt der Unterkiefer locker. Bleiben Sie einen Moment in dieser Position, lösen Sie sie wieder auf und strecken Sie sich erneut. Drehen Sie Ihren Kopf nun langsam nach rechts. Behalten Sie den Kontakt zur Wand. Beachten Sie dabei, dass Ihre rechte Nackenseite lang bleibt. Diese Länge erhalten Sie, wenn Sie während der Drehung die leichte Einrolltendenz des Kopfes beibehalten. Die Blickachse bleibt horizontal. Nun drehen Sie den Kopf zurück und drehen ihn zur linken Seite.

BEOBACHTEN

Der Blick bleibt geradeaus gerichtet, der Unterkiefer hängt locker, die Zahnreihen von Ober- und Unterkiefer haben keinen Kontakt zueinander. Zwischen Kinn und Hals besteht ein rechter Winkel. Wenn Sie Druck auf den Bereich des Kehlkopfes oder der Halswirbelsäule spüren, üben Sie mit kleineren Bewegungen. Ihr Nacken wird sich mit der Zeit an diese Verlängerung gewöhnen.

IM ALLTAG

Integrieren Sie den langen Nacken in Ihren Alltag. Streichen Sie ihn mit Ihren Händen immer wieder sanft in die Länge. Beachten Sie dabei, dass Sie geradeaus schauen können. Die Halswirbelsäule soll nicht überstreckt sein.

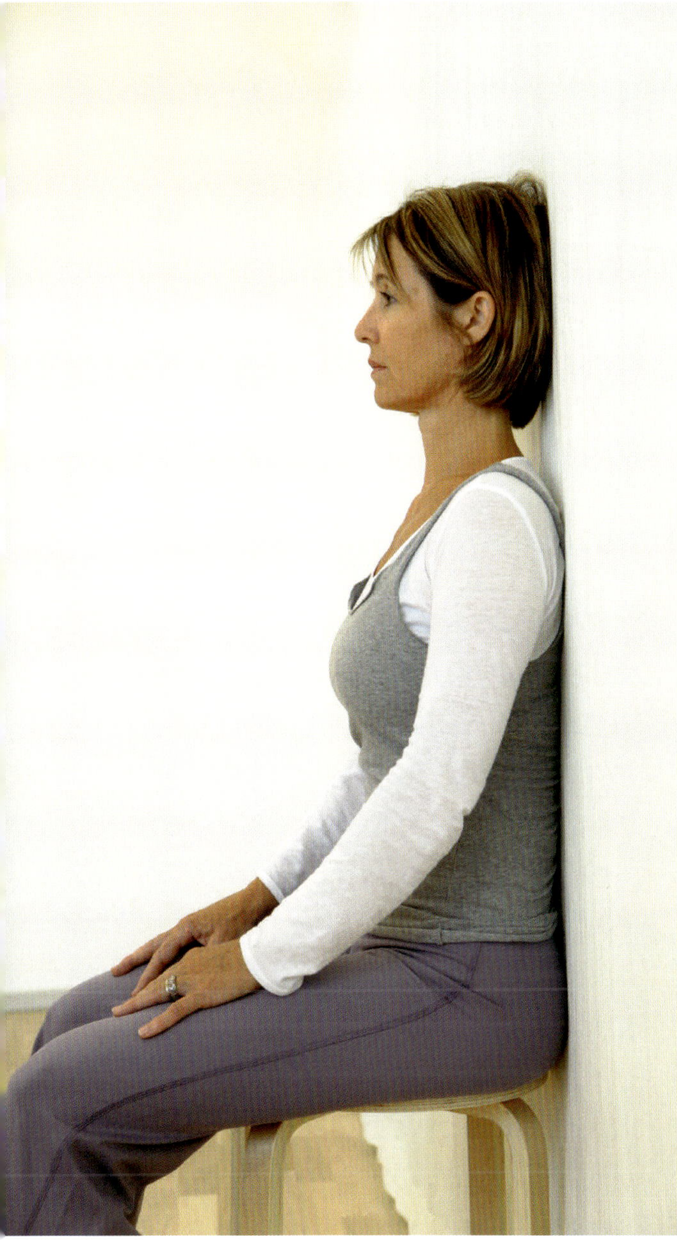

Abb. 29 | Den Kopf zentrieren

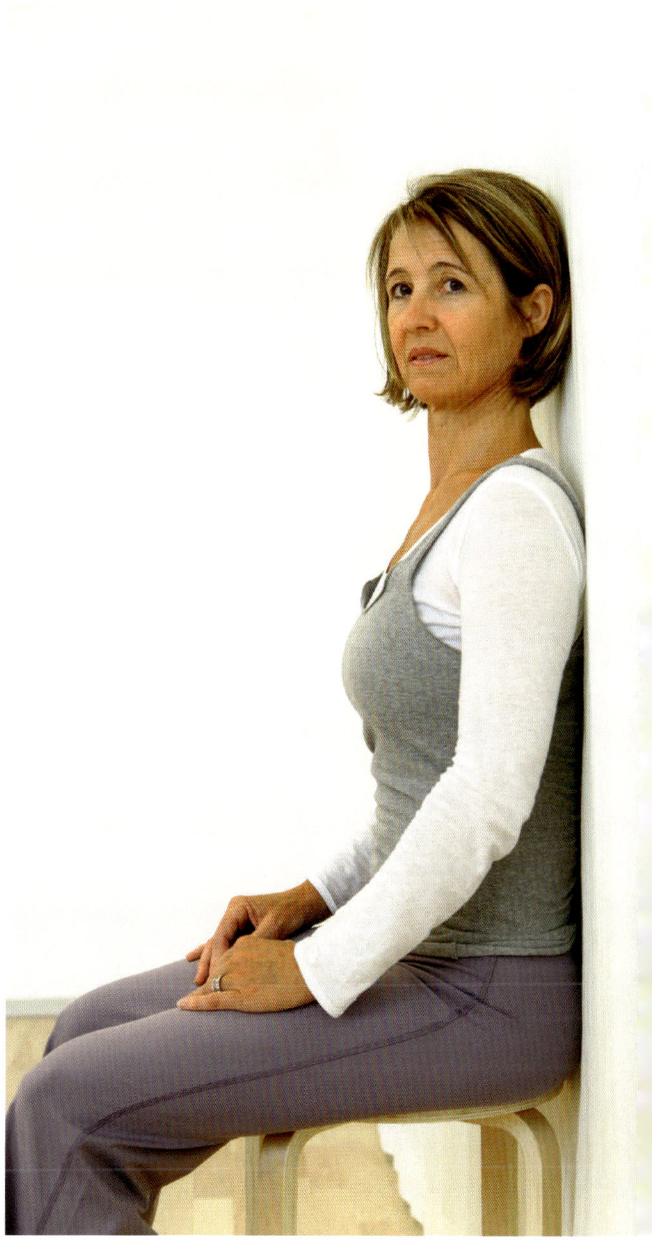

Abb. 30 | Den Kopf drehen

ÜBUNG 15

Nach oben und nach unten schauen

Beim Blick nach oben wird der Kopf in den Nacken gezogen, dabei besteht die Gefahr, dass der schwere Kopf die Halswirbelsäule unangenehm staucht. Vielleicht kennen Sie dieses Gefühl auch vom Haarewaschen beim Friseur: Der Kopf hängt rückwärts im Wachbecken und der Druck der waschenden Hände wirkt zusätzlich unangenehm. Lesen Sie unter „Im Alltag", wie Haarewaschen das nächste Mal um einiges angenehmer wird. Doch auch nach unten schauen hat seine Tücken.

BEGINN

Setzen Sie sich oder stehen Sie aufrecht. Das Becken ist aufgerichtet.

ÜBUNG

Schauen Sie langsam mit langem Nacken nach oben Richtung Decke. Ihre vordere Halsseite dehnt sich angenehm. Heben Sie leicht das Brustbein. Die Schultern bleiben breit. Lassen Sie den Kopf zum Vergleich in den Nacken sinken und spüren Sie die Stauchung. Ziehen Sie danach Ihren nach hinten gebeugten Nacken wieder in die Länge. Die vorderen tiefen Halsmuskeln wirken jetzt als Bremser gegen die Stauchung. Kommen Sie zurück und schauen Sie wieder geradeaus.

Schauen Sie nun nach unten, indem Sie Ihre Halswirbelsäule einrollen. Sie können dabei wahrnehmen, wie sich der Nacken hinten verlängert, ohne dass der Kopf dabei nach vorne geschoben wird.

BEOBACHTEN

Egal, wohin die Augen schauen, egal, wohin der Kopf sich bewegen will, Sie sorgen dafür, dass der Nacken offen und ohne Stauchung bleibt.

IM ALLTAG

Nach oben schauen oder Rückwärtsbeugungen in Gymnastik, Sport, Tanz und Yoga: ab jetzt mit langem Nacken. Und beim Friseur? Bitten Sie ihn oder die Friseurin, das Waschbecken so einzustellen, dass es die Schädelbasis, also das untere Ende Ihres Kopfes, stützt und nicht in Ihre Halswirbelsäule gestossen wird. Die Argumente, der Haaransatz könne auf diese Weise nicht gewaschen werden oder Wasser laufe in Ihre Kleidung, können Sie entkräftigen: Fürs Erstere können Sie den Kopf jederzeit etwas einrollen und fürs Zweite gibt es Handtücher.

Abb. 31 | Nach unten schauen

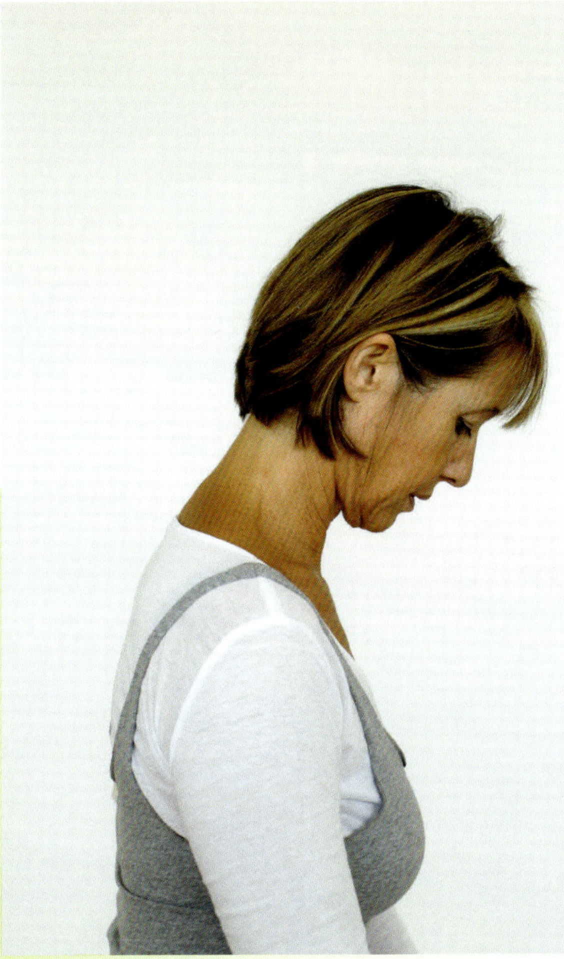

Abb. 32 | Nach oben schauen

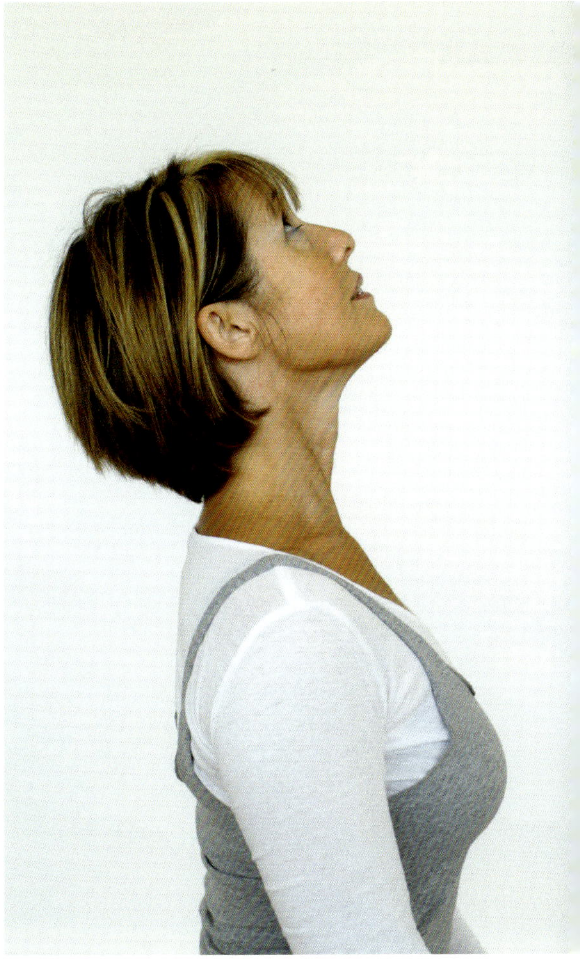

Und wenn Sie das nächste Mal eine Treppe hinuntergehen: Verlängern Sie Ihren Nacken und rollen Sie dann den Kopf so weit ein, dass Sie angenehm nach unten schauen können. Nach unten blicken heisst nicht, die gesamte Körperspannung zu verlieren.

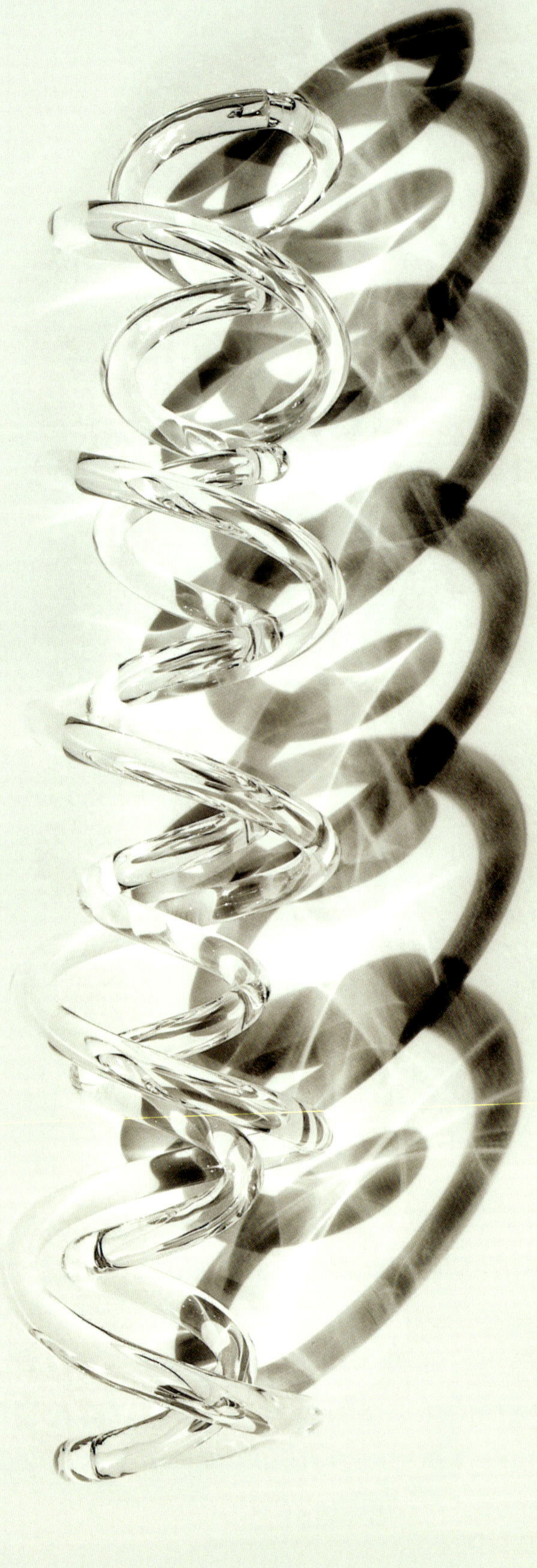

6 Wirbelsäule
Rückgrat mit Länge

Stellen Sie sich eine Perlenkette vor, die gekrümmt vor Ihnen liegt. Um sie zu strecken, fassen Sie beide Enden und ziehen daran. Die Kette verlängert sich, die Krümmungen nehmen ab, bis die Kette gerade vor Ihnen liegt. Dieses Prinzip funktioniert auch für die Wirbelsäule.

Werden Kopf und Becken zentriert, leicht eingerollt und so der Nacken und der untere Rücken verlängert, reagiert „die Wirbelsäule dazwischen" darauf mit einer Verlängerung. Die S-Kurven werden in die Länge gezogen – Hohlkreuz, Rundrücken und Hohlnacken nehmen in der Folge ab. Alle Wirbel nähern sich dem Lot. So werden die Bandscheiben gleichmässiger belastet.

Damit dieses Prinzip der *Selbstverlängerung* der Wirbelsäule funktioniert, muss sie gesamthaft beweglich sein. Erst mit einer beweglichen Wirbelsäule können Sie sich mit Leichtigkeit aufrichten.

Die Wirbelsäule auf einen Blick

Daran erkennen Sie eine aufgerichtete Wirbelsäule:

Von der Seite betrachtet ist die Wirbelsäule locker geschwungen.

Keine übermässige Doppel-S-Form – kein „Wellblech".

Die Kurven sind lang gezogen – knickfrei.

Unter Belastung kann sich die Wirbelsäule kerzengerade aufrichten.

ORIENTIERUNGSREISE DURCH IHRE WIRBELSÄULE

Der Name *Wirbelsäule* sagt bereits viel über die Wirbelsäule aus: Das menschliche Rückgrat ist eine Kombination zwischen Wirbel und Säule, zwischen Beweglichkeit und Stabilisationsvermögen. Schon dies zu erkennen, verändert häufig die Wahrnehmung der Wirbelsäule. Sie ist nicht nur „der Rücken", der sich irgendwie bewegt.

Die Wirbelsäule besteht aus 24 Wirbeln: 7 Halswirbel, 12 Brustwirbel und 5 Lendenwirbel. Sie zieht vom Kreuzbein zur Schädelbasis. Ertasten Sie diese beiden Stellen und werden Sie sich bewusst, wie lang Ihre Wirbelsäule ist.

Ertasten Sie, soweit es Ihnen möglich ist, die Dornfortsätze der Wirbel. Es sind die gut spürbaren Vorsprünge in der Mitte Ihres Rückens. Mit Ausnahme des sechsten und siebten Halswirbels sind Dornfortsätze bei der Halswirbelsäule schwieriger zu ertasten.

Die Beweglichkeit der Wirbelsäule nimmt von unten nach oben zu oder anders formuliert: Die Wirbelsäule ist gegen unten für mehr Solidität und Stabilität gebaut, oben mehr für Leichtigkeit und Beweglichkeit.

5 Übungen für die Wirbelsäule

ÜBUNG 16

Die Wirbelsäule mobilisieren

Damit sich Ihre Wirbelsäule mit Leichtigkeit zwischen dem zentrierten Becken und dem zentrierten Kopf ausrichten kann, muss sie beweglich sein. Fördern Sie die Beweglichkeit Ihrer Wirbelsäule gezielt, damit Strecken, Beugen und Drehen in jedem Abschnitt möglich werden.

BEGINN

Begeben Sie sich auf einer Unterlage in den Vierfüsslerstand. Die Hände sind nach vorne ausgerichtet.

ÜBUNG

Bewegen Sie Ihre Wirbelsäule zuerst frei, fliessend und geschmeidig. Rollen Sie danach Kopf und Becken ein und lassen Sie dann Ihre ganze Wirbelsäule folgen, so dass ein gleichmässiger harmonischer Bogen entsteht. Schenken Sie dabei der Lendenwirbelsäule besondere Aufmerksamkeit: Hier lässt sich die Wirbelsäule häufig weniger gut runden. Jetzt strecken Sie Ihre Wirbelsäule, so dass der Rücken wie eine Tischplatte parallel zum Boden ausgerichtet ist. Der Kopf befindet sich in der Verlängerung der Wirbelsäule. Nun folgt der Gegenbogen nach unten, die Wirbelsäule soll gleichmässig absinken, was meistens für die Brustwirbelsäule eine ziemliche Herausforderung bedeutet. Kein Hohlkreuz und kein Hohlnacken, Stauchungen vermeiden. Wiederholen Sie diese Bewegungen einige Male. Richten Sie die Wirbelsäule wieder geradeaus und bewegen Sie sie nun sanft wie eine Schlange. Danach folgen die Drehbewegungen. Richten Sie Ihre Wirbelsäule zuerst wieder parallel zum Boden aus. Die Arme stehen senkrecht. Beugen Sie nun einen Ellbogen so, dass es zu einer Drehbewegung des Oberkörpers kommt. Wechseln Sie einige Male die Seite. Dann bewegen sie einen Arm unter dem Oberkörper durch zur Gegenseite. Dies führt zu einer verstärkten Drehbewegung der Brustwirbelsäule und der Rippen. Wechseln Sie mehrmals die Seite und schliessen Sie im Päckchen-Sitz ab.

BEOBACHTEN

Dort, wo Sie Schwierigkeiten haben, die gewünschte Bewegung auszuführen, bedarf es der besonderen Aufmerksamkeit. Es kann sein, dass es Ihnen schwerfällt, die Brustwirbelsäule zu runden oder das Kreuz abzusenken. Oder bei den Drehbewegungen dreht es sich auf einer Seite leichter. Üben Sie gezielt und geschmeidig weiter.

IM ALLTAG

Mobilisieren Sie Ihre Wirbelsäule in einer bewegten Pause: aus dem Sitzen heraus nach vorne beugen, aufrichten, nach hinten beugen, drehen, seitneigen und wieder zurück in eine ausgerichtete Haltung.

So verdient die Wirbelsäule ihren Namen: eine Säule, die wirbeln kann, oder Wirbel, die zur Säule werden können.

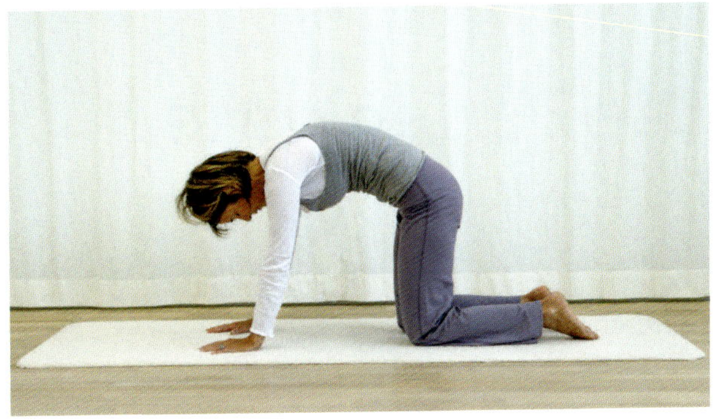

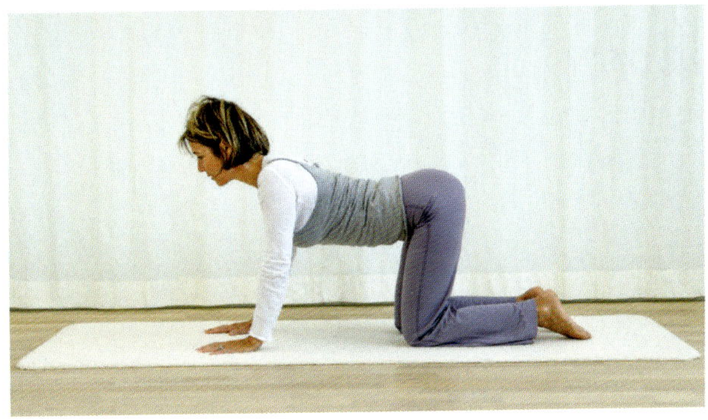

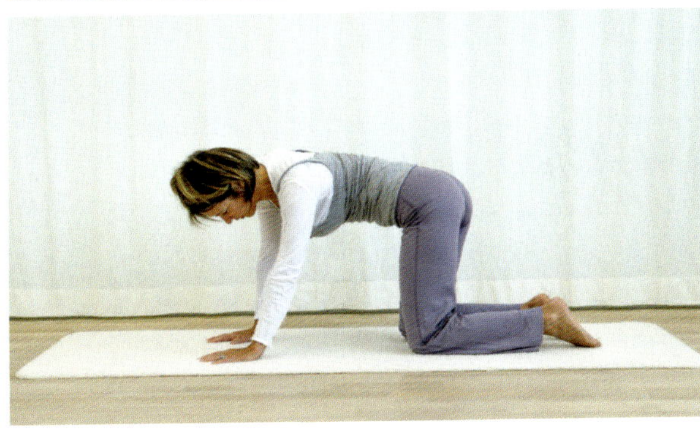

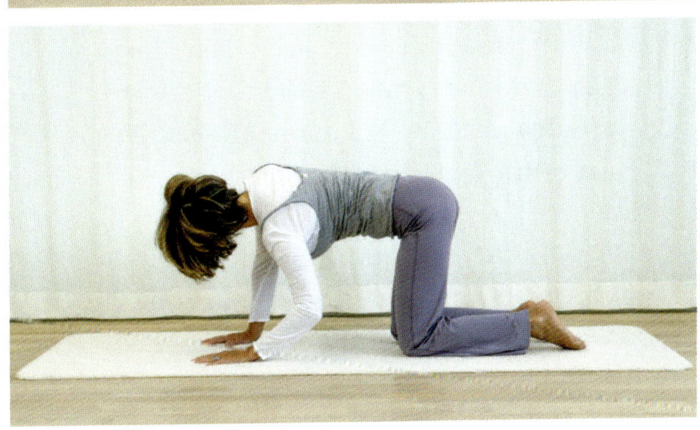

Abb. 33 | Kopf und Becken einrollen
Abb. 34 | Gleichmässiger Gegenbogen
Abb. 35 | Bewegungen wie eine Schlange
Abb. 36 | Drehbewegung im Oberkörper

ÜBUNG 17

Die Perlenkette

Lassen Sie Ihre Wirbelsäule noch auf eine weitere Weise beweglicher werden und kräftigen Sie dabei den Beckenboden und die Beine.

BEGINN

Legen Sie sich in Rückenlage. Die Beine sind angewinkelt. Kommen Sie zur Ruhe, lassen Sie den Atem fliessen.

ÜBUNG

Verwurzeln Sie Ihren Vorfuss mit der Unterlage und aktivieren Sie den Beckenboden. Dann rollen Sie das Becken ein und heben Ihre Wirbelsäule Wirbel für Wirbel ab, bis Sie nur noch auf dem Schultergürtel aufliegen. Bleiben Sie einen Moment in dieser Position. Spüren Sie die Verwurzelung der Füsse mit dem Boden. Rollen Sie danach Ihre Wirbelsäule Wirbel für Wirbel wieder ab, als ob Sie eine Perlenkette ablegen würden. Achten Sie besonders darauf, dass Sie die Lendenwirbelsäule nicht am Stück zurücklegen. Ertasten Sie dazu mit den Fingerspitzen die Dornfortsätze Ihrer Wirbel. Jeder Wirbel sollte einzeln zurück auf den Boden kommen. Wiederholen Sie diese Bewegung mehrmals.

BEOBACHTEN

Der Atem bleibt während der Übung fliessend, die Schultern breit, der Nacken lang.

IM ALLTAG

Wenn Sie sich im Alltag aufrichten, erinnern Sie sich: Ihre Wirbelsäule kann sich mit Leichtigkeit aufrichten, weil sie beweglich ist!

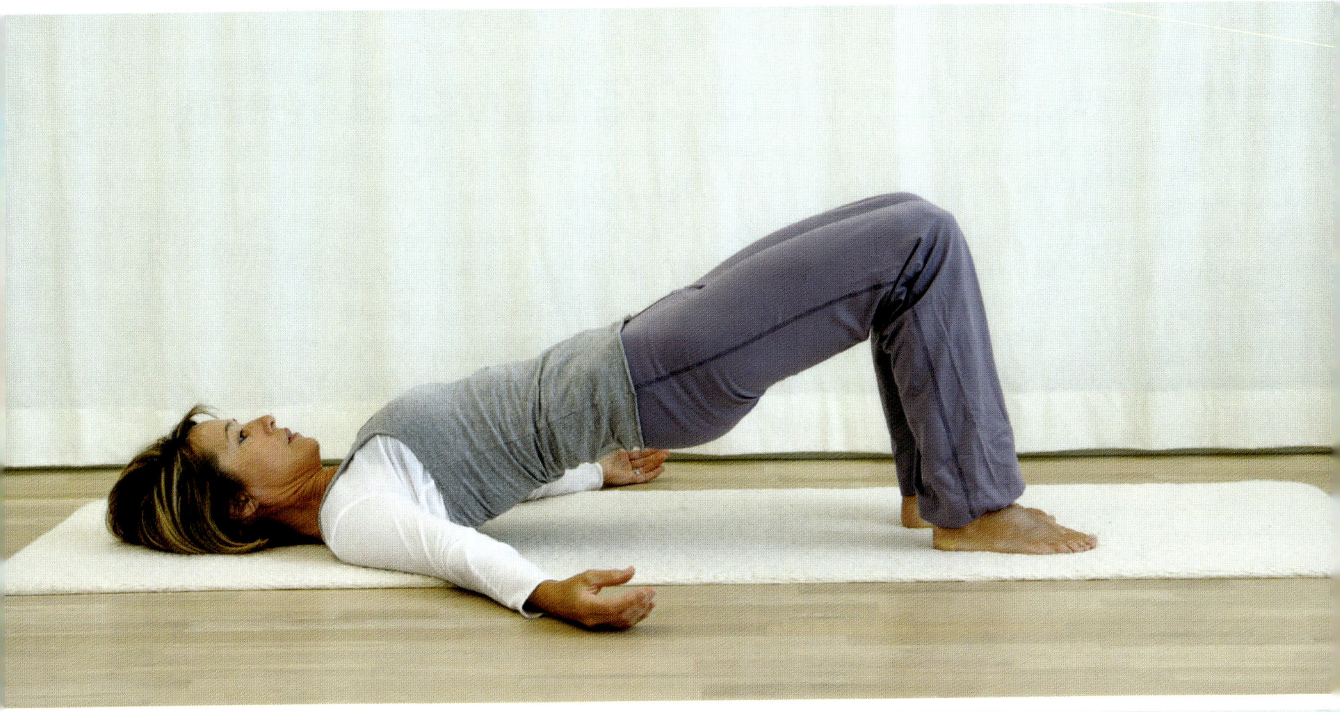

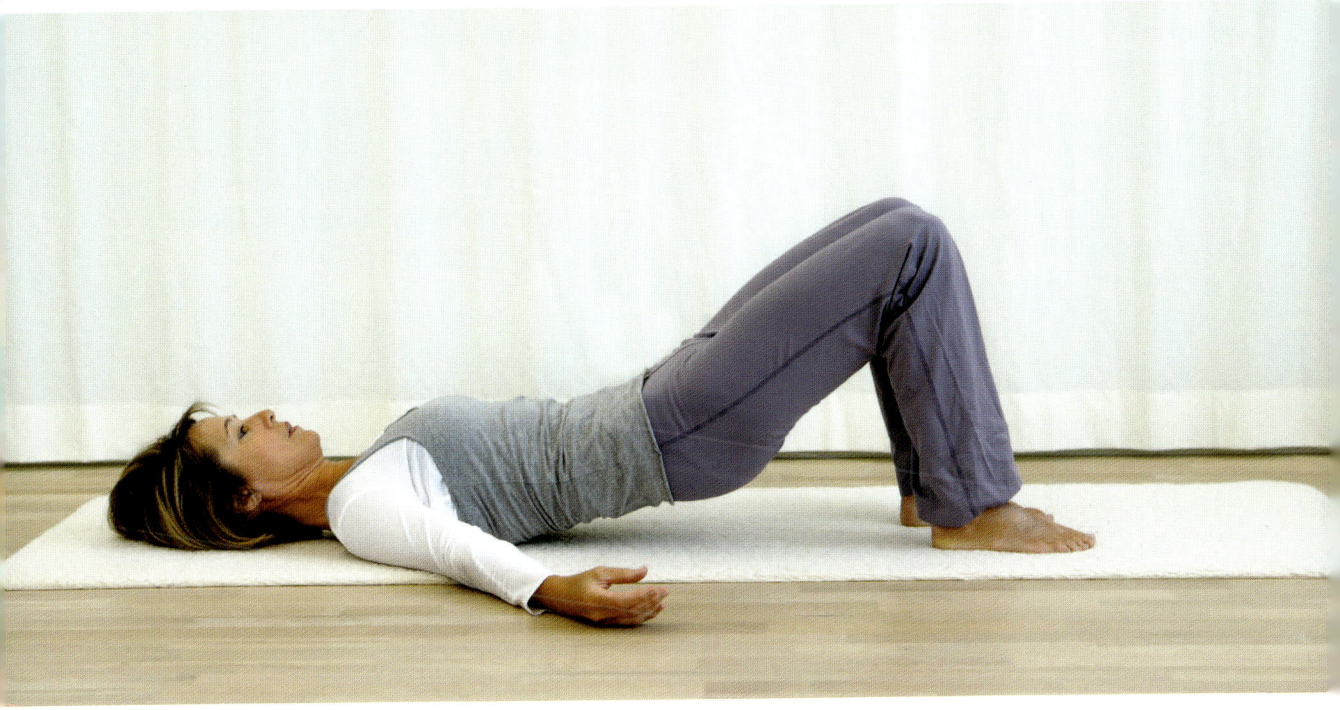

Abb. 37 | Das Becken einrollen und abheben
Abb. 38 | Die Wirbelsäule abrollen

ÜBUNG 18

Im Liegen die Wirbelsäule verlängern

Durch die Zentrierung von Kopf und Becken verlängern sich der Nacken, das Kreuz und die gesamte Wirbelsäule dazwischen. Die Krümmungen (Hohlnacken, Rundrücken, Hohlkreuz) nehmen dabei ab. Liegend lässt sich die *Selbstverlängerung* der Wirbelsäule – die so genannte *Autoelongation* – gut wahrnehmen. Voraussetzung ist eine vollumfängliche Beweglichkeit der Wirbelsäule. Ist die Wirbelsäule in einem Abschnitt eingesteift, ist die Selbstverlängerung genau dort eingeschränkt. Häufig ist die Brustwirbelsäule davon betroffen. Die Übung 16 ***Die Wirbelsäule mobilisieren*** (S. 74) und die Übung 21 ***Die Brustwirbelsäule mobilisieren*** (S. 88) sorgen für mehr Beweglichkeit.

BEGINN

Legen Sie sich mit angewinkelten Beinen auf den Rücken. Geben Sie Ihr Gewicht an die Unterlage ab und kommen Sie zur Ruhe.

ÜBUNG

Verkürzen Sie leicht Ihren Nacken und lassen Sie dann die Spannung wieder los, sodass Ihr Nacken wieder lang wird und der Kopf sich leicht einrollt. Verstärken Sie die Einrollbewegung aktiv, bis Ihr Gesicht parallel zur Decke ausgerichtet ist. Wiederholen Sie diesen kleinen Ablauf einige Male. Jetzt spannen Sie die Muskulatur im Kreuz an, so dass ein leichtes Hohlkreuz entsteht. Lösen Sie die Spannung wieder, lassen Sie das Kreuz sinken und aktivieren Sie die Längsfasern des Beckenbodens. Das Becken rollt leicht ein. Mehrmals wiederholen. Nun kombinieren Sie die beiden Bewegungen: Nacken und Kreuz gleichzeitig etwas hohl werden lassen, Spannung wieder lösen, Kopf und Becken aktiv einrollen. Nehmen Sie beim Einrollen die Verlängerung der Wirbelsäule wahr. Wiederholen Sie diese Bewegung einige Male langsam. Verinnerlichen Sie die Länge Ihrer Wirbelsäule.

BEOBACHTEN

Häufig wird die Bewegung zu gross gemacht. Achten Sie also darauf, dass Sie Kopf und Becken nur so weit bewegen, dass Ihr Gesicht und Ihre Bauchdecke in der Endposition parallel zur Zimmerdecke ausgerichtet sind. Lassen Sie während der Übung den Atem fliessen. Hilfreich ist, die Wirbelsäule während der Einatmung zu verlängern und beim Ausatmen die Verlängerung wieder etwas zu lösen.

IM ALLTAG

Lassen Sie Ihren Kopf im Alltag schweben, als wäre er mit Helium gefüllt. Gleichzeitig nehmen Sie Ihr langes Kreuz wahr.

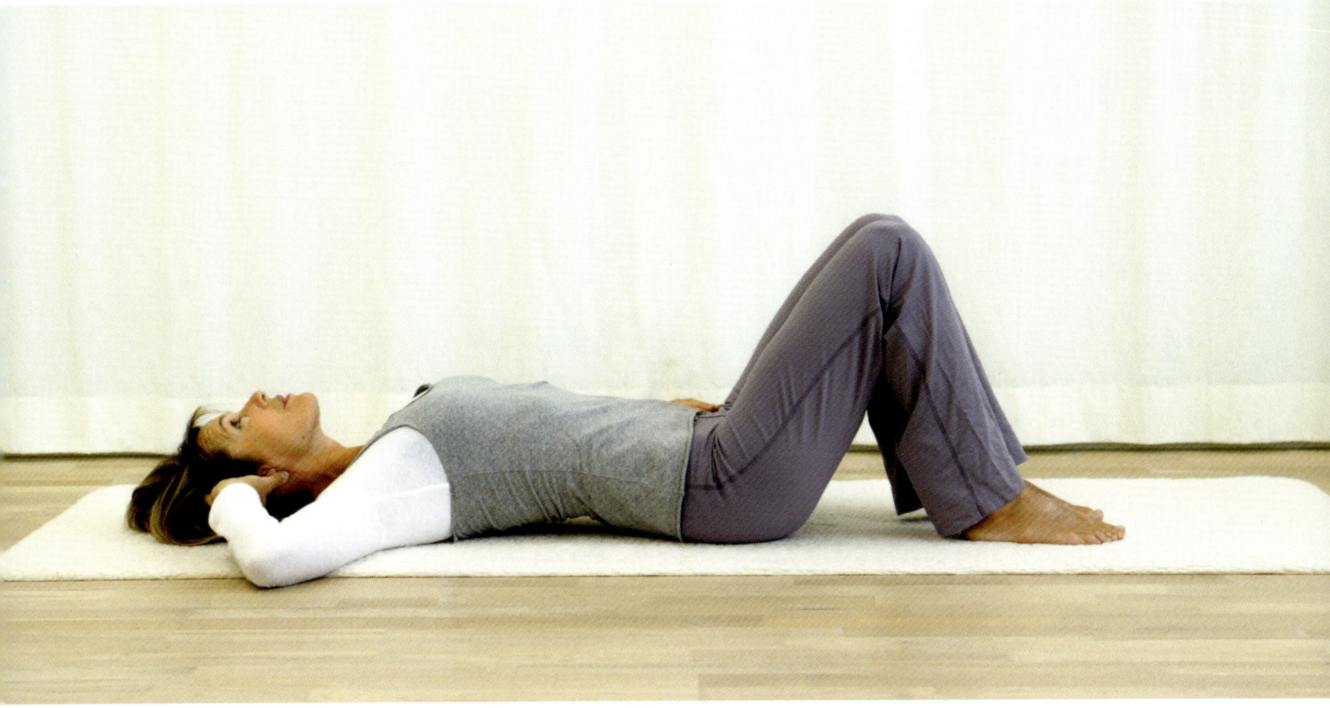

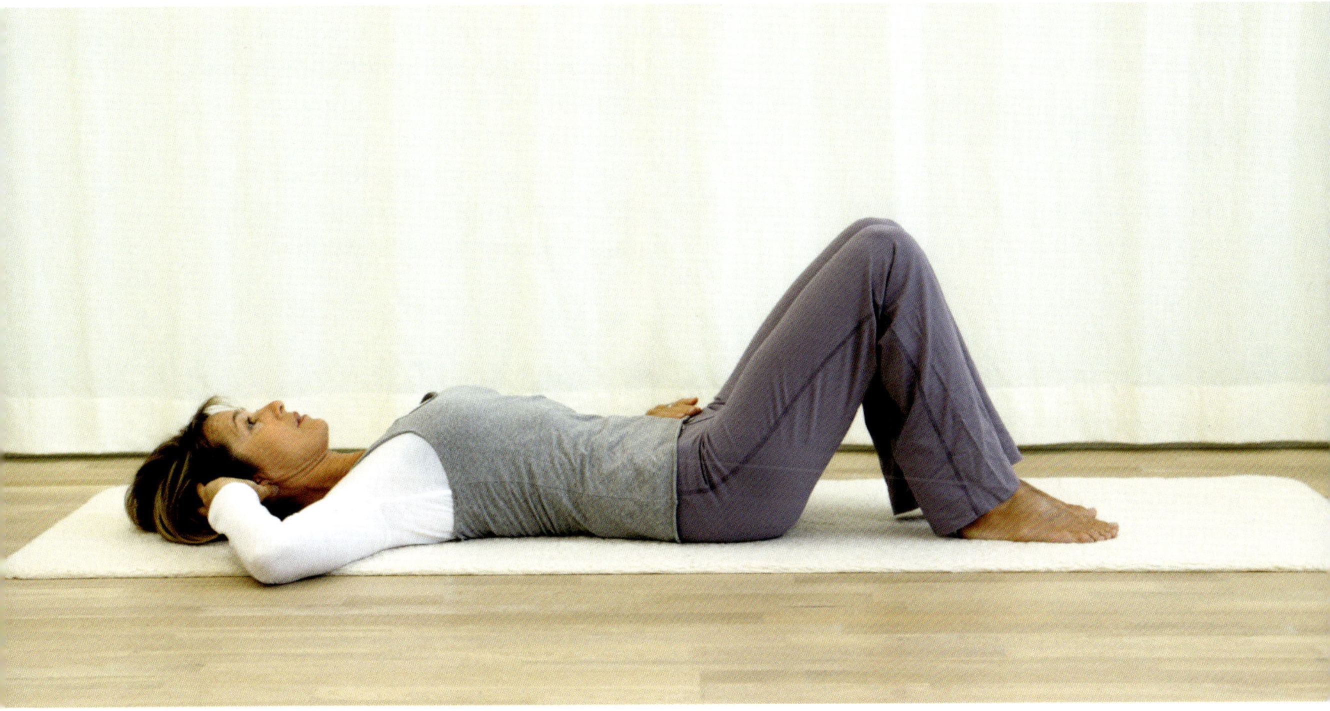

Abb. 39 | Nacken und Kreuz hohl machen
Abb. 40 | Nacken und Kreuz verlängern

ÜBUNG 19

Die Wirbelsäule im Stehen verlängern

Die Verlängerung der gesamten Wirbelsäule kennen Sie bereits aus der Übung 18 im Teil ***Liegen*** (S. 78). Die gleichzeitige Zentrierung von Kopf und Becken ist entscheidend, der dabei entstehende Längszug lässt Hohlkreuz, Hohlnacken und Rundrücken verschwinden. Aktivieren Sie Ihre Wirbelsäulen-Gesundheit durch Selbstverlängerung.

BEGINN

Beginnen Sie mit einer Standortbestimmung: Stellen Sie sich an die Kante und überprüfen Sie, wo Ihre Wirbelsäule Abstand zur Kante hat. Im Halswirbelsäulenbereich ist das normal, im Lendenwirbelsäulenbereich ist ein grosser Abstand ungünstig. Aufgepasst: Knie nicht nach hinten durchdrücken, Ihren Beine sollen sich lang anfühlen.

ÜBUNG

Verlängern Sie nun Ihre Lendenwirbelsäule der Kante entlang nach unten, wie Sie das von Übung 10 ***Aufrichtung des Beckens im Stehen*** (S. 54) schon kennen. Gleichzeitig wandert der Hinterkopf der Kante entlang nach oben. So können Sie Ihrer Wirbelsäule beibringen, sich „wie von selbst zu verlängern". Im Nacken und im Kreuz spüren die meisten Menschen sofort eine sanfte Dehnung. Können Sie die Streckung auch in der Brustwirbelsäule wahrnehmen? Mit ein bisschen Übung wird Ihnen die Verlängerung auch im freien Stehen gelingen.

BEOBACHTEN

Vielleicht gelingt es Ihnen nicht, die Brustwirbelsäule zu strecken und den Kopf an die Kante zu bringen. Das liegt daran, dass die Brustwirbelsäule dafür noch zu unbeweglich ist. Forcieren Sie nichts. Mobilisieren Sie Ihre Brustwirbelsäule mit den Übungen 21-25 im nächsten Kapitel (S. 88-97). Falls Sie die Beckenaufrichtung nur schaffen, indem Sie die Knie beugen, dann wiederholen Sie die Übung 5 ***Die Hüftgelenke öffnen*** (S. 44). Dosieren Sie die Kopf- und Beckenbewegung: In der Endposition ist Ihr Gesicht senkrecht ausgerichtet, der Blick nach vorne gerichtet; die Vorderseite des Körpers und die Rückseite fühlen sich gleichmässig lang an. Es darf ein angenehmes Gefühl von Spannkraft und einer wachen Bereitschaft entstehen.

IM ALLTAG

Ist Ihnen die aufgerichtete Haltung bereits vertraut? Wie fühlen Sie sich?

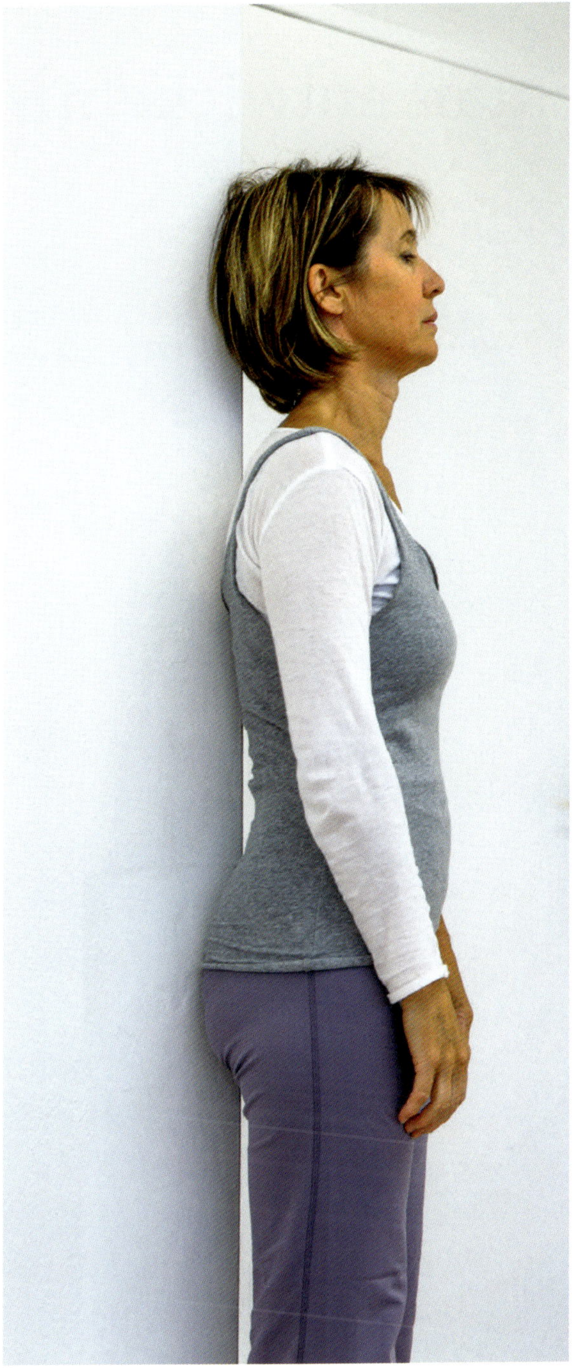

Abb. 41 | Standortbestimmung an einer Kante

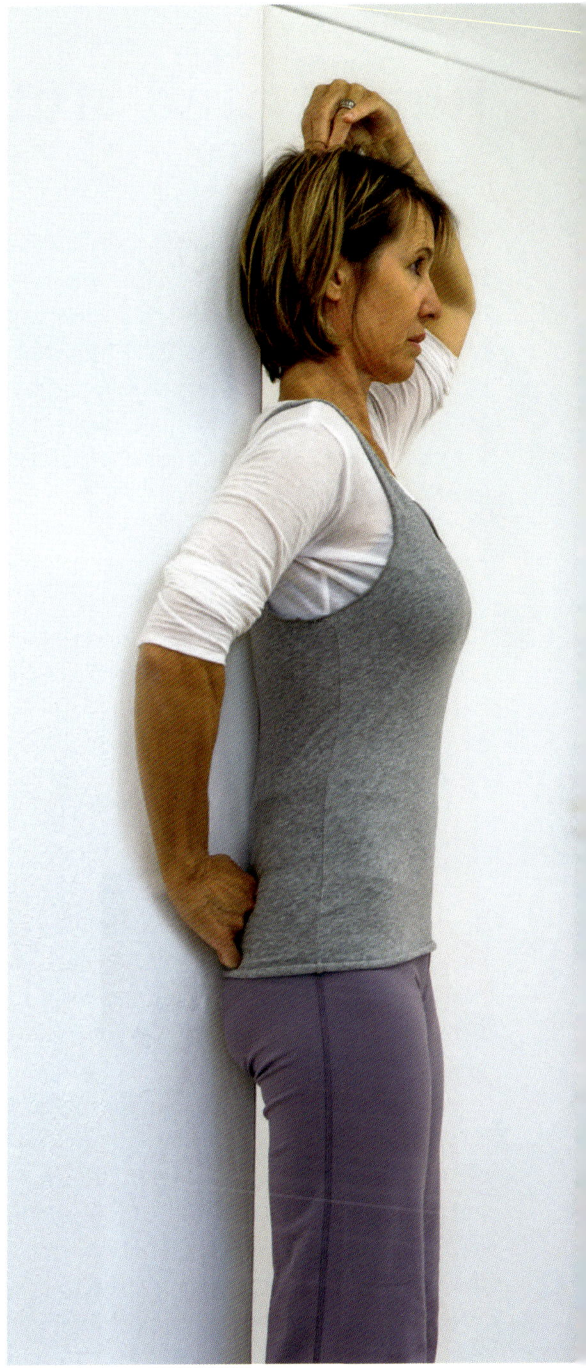

Abb. 42 | Verlängerung an der Kante

ÜBUNG 20

Rumpf- und Stützkraft entwickeln

Verbessern Sie Ihre Rumpfstabilität und Stützkraft: Ein stabiler Rumpf gehört zur besten Prävention gegen Rückenschmerzen und verhilft zusammen mit der Stützkraft zu sicheren und geschmeidigen Bewegungen im Alltag, zum Beispiel beim Schieben eines Einkaufs- oder Kinderwagens, eines Rollstuhls oder eines Möbelstücks.

BEGINN

Gehen Sie in den Unterarm-Kniestand. Verlängern Sie Ihre Wirbelsäule zwischen Becken und Kopf. Die Bauchmuskulatur wird aktiviert, Ihre Mitte wird gestützt. Die Schultern sind breit.

ÜBUNG

Stellen Sie nun die Füsse zurück, sodass Sie sich aufgestützt ausstrecken können. Bleiben Sie in dieser Position und nehmen Sie Ihre Kraft im gesamten Körper wahr. Zu Beginn können Sie eventuell nur ein paar Sekunden stabilisiert bleiben. Steigern Sie Ihre Kraft bis auf 20 Sekunden. Varianten: Heben Sie im Wechsel das eine und das andern Bein horizontal in die Luft. Heben Sie im Wechsel den einen und den andern Arm horizontal in die Luft. Sie können es auch übers Kreuz versuchen: rechter Arm und linkes Bein, linker Arm und rechtes Bein.

BEOBACHTEN

Die Hände zeigen nach vorne, die Arme sind gestreckt. Der Kopf ist in der Verlängerung der Brustwirbelsäule.

IM ALLTAG

Rumpfstabilität ist im Alltag ein Dauerthema: Ohne die stabilisierende Kraft der Rumpfmuskulatur wären Sie bereits bei den alltäglichsten aller alltäglichen Tätigkeiten am Ende. Sorgen Sie für eine optimale Kraftübertragung auf Arme und Beine durch einen stabilen Rumpf.

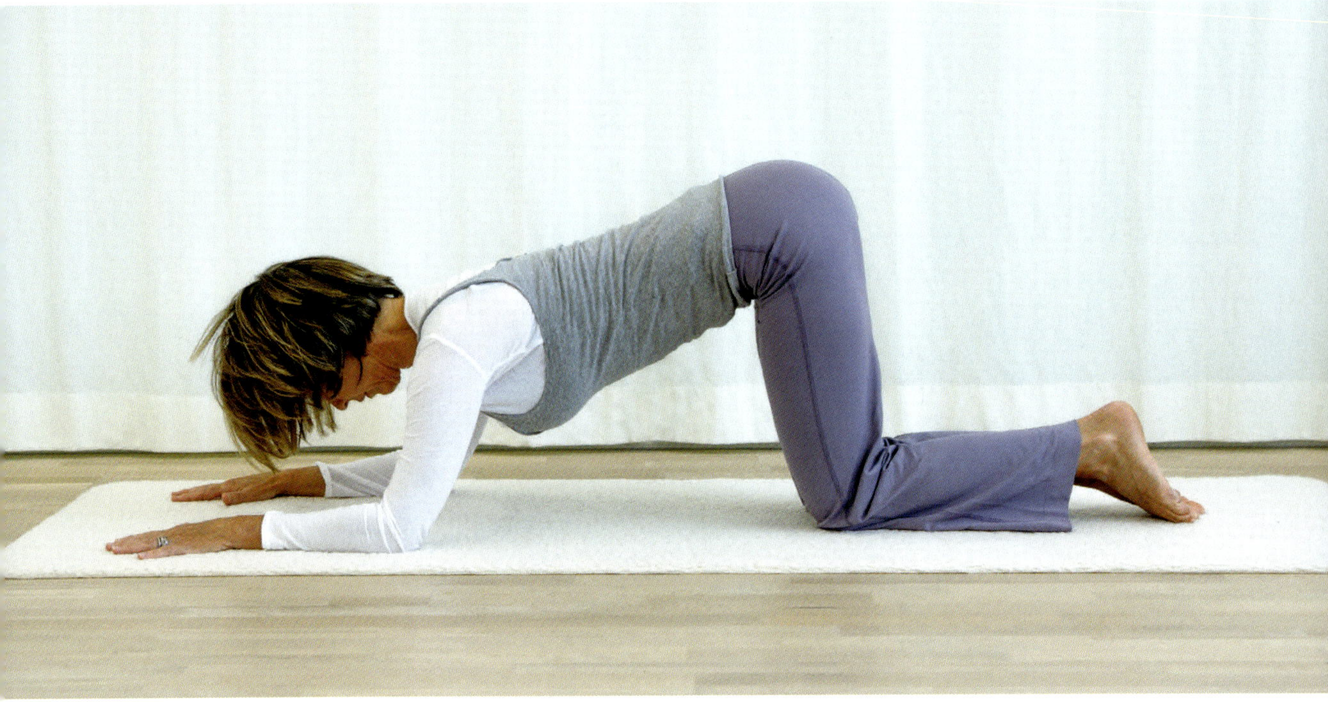

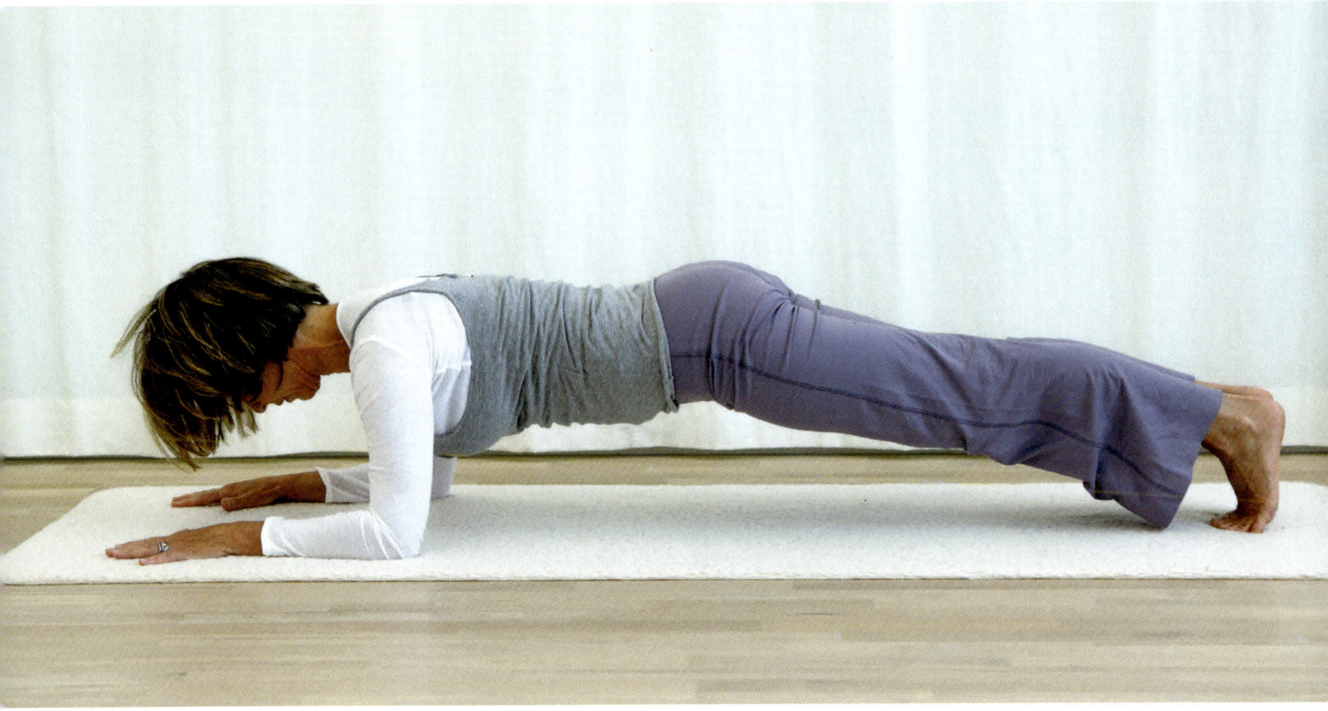

Abb. 43 | Ausrichten im Unterarmkniestand
Abb. 44 | Stabilisationskraft aufbauen

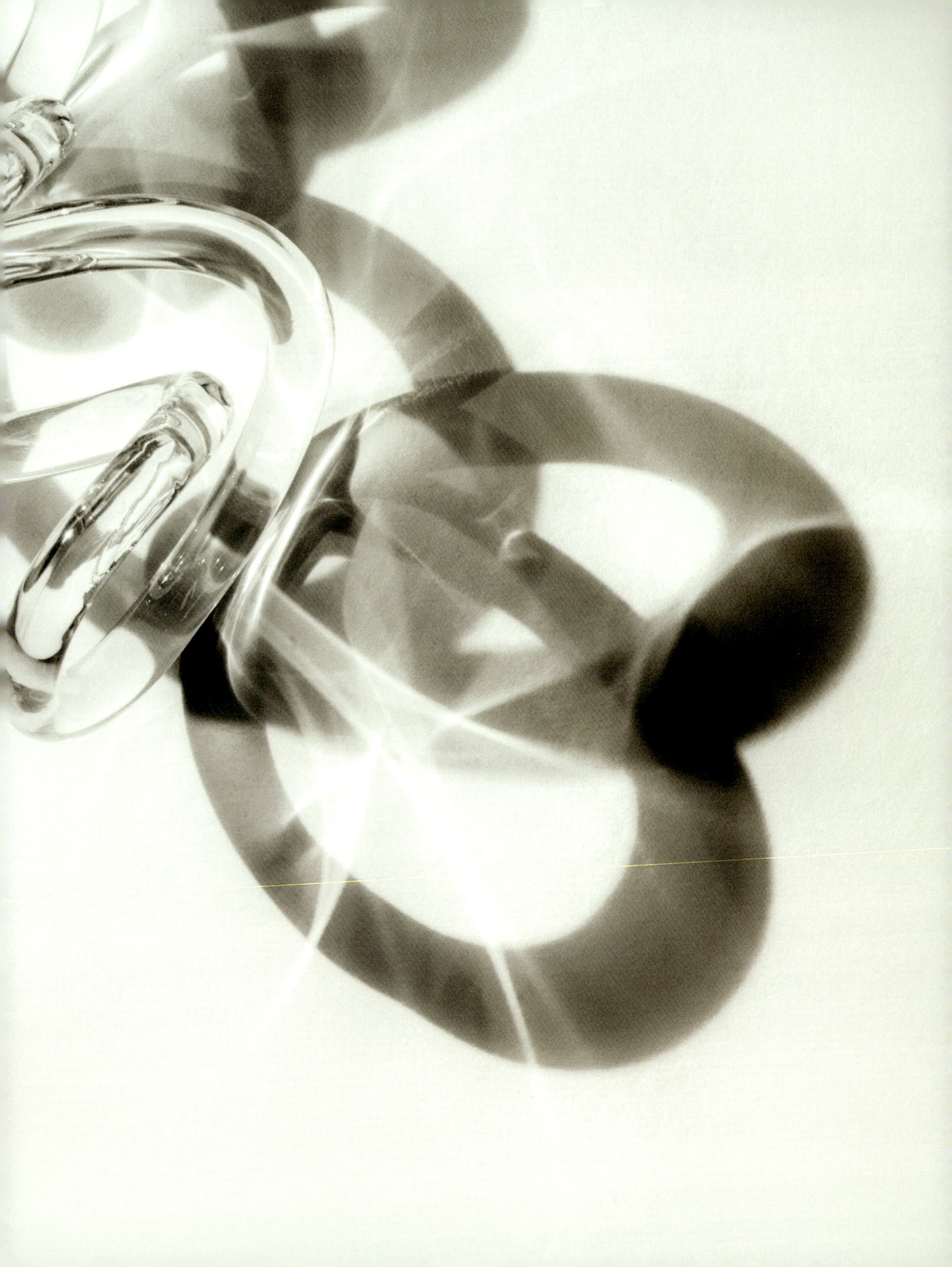

7 Brustkorb – wo das Herz wohnt

Ein beweglicher Brustkorb ist ein Schlüssel für die würdevolle Aufrichtung des Menschen. Er ist Voraussetzung für die Beweglichkeit der Wirbelsäule und für die Zentrierung von Kopf und Becken. Dort, wo das Herz wohnt und die Lungen beheimatet sind, zwei lebenswichtige Organe, fehlt es vielen Menschen an elementarer Bewegungsfreiheit.

Vielleicht suggeriert der Begriff „Brustkasten" geradezu die Vorstellung, in diesem Bereich unbeweglich zu sein wie ein Kasten? Von der Bauweise her ist das Gegenteil der Fall; der Brustkorb ist gesamthaft gesehen sehr plastisch und elastisch. Diese Elastizität wieder zu gewinnen, ist ein wesentlicher Schritt auf dem Weg zur Aufrichtung.

Der Zug, der durch die Kopf- und Beckenzentrierung auf die Wirbelsäule ausgelöst wird, muss auch die Brustwirbelsäule erreichen und diese strecken. Umgekehrt gesehen führen ein unbeweglicher Thorax und eine unbewegliche Brustwirbelsäule häufig zu hartnäckigen Beschwerden in Nacken, Schulter oder Kreuz. Zudem verunmöglicht ein unbeweglicher Brustkorb die freie Atmung: Einerseits sind die Platzverhältnisse für die Lungen eingeschränkt und andererseits hat das Zwerchfell in einer Hohlkreuzhaltung keine optimale Verankerung und Bewegungsfreiheit für seine Arbeit.

Der Brustkorb auf einen Blick

Daran erkennen Sie einen harmonisch koordinierten Brustkorb:

Er ist harmonisch integriert zwischen Kopf und Becken.

Er ist beweglich.

Das Brustbein steht nahezu senkrecht parallel zur Wirbelsäule und ist weder nach vorne gewölbt noch nach innen eingezogen.

ORIENTIERUNGSREISE DURCH IHREN BRUSTKORB

Der Brustkorb besteht aus 12 Brustwirbeln und 12 Rippenpaaren. Können Sie sich vorstellen, wo sich die ersten Rippen befinden und wo die zwölften? Die ersten Rippen befinden sich auf der Höhe der Schlüsselbeine. Vom ersten Brustwirbel her kommend ziehen sie unter dem Schlüsselbein durch nach vorne zum Brustbein. Die zwölften Rippen sind auf Taillenhöhe. Ertasten Sie Ihre Rippen und erweitern Sie Ihr Verständnis für deren Höhe, Lage und Verlauf.

Bemerkenswert am Brustkorb ist der Verlauf der Muskulatur. Zwischen den Rippen finden sich zwei schräg verlaufende Muskelschichten, die innere und die äussere Zwischenrippenmuskulatur. Diese regulieren den Abstand der Rippen bei Atmen und Bewegen. Da im gesamten Rumpf schräg verlaufende Muskeln eine grosse Rolle spielen, braucht es für die Beweglichkeit in diesem Bereich vor allem Drehbewegungen. Um den Brustkorb elastisch zu erhalten, ist also Rotieren angesagt, nicht nur Beugen und Strecken.

Und noch eine interessante Information: Die ersten zwei Rippen sind durch die Treppenmuskeln mit der Halswirbelsäule, die zwölften Rippen durch den quadratischen Muskel mit dem Becken verbunden. Sind Kopf, Halswirbelsäule und Becken aufgerichtet und zentriert, wird der Brustkorb nach oben und nach unten aufgespannt und kann so seine Beweglichkeit entfalten. Fehlt Zug von Kopf und Becken, sinken die oberen Rippen nach unten, die unteren rutschen nach oben – der Brustkorb verliert seine Aufspannung und damit seine Integration im Stamm. Er „kollabiert" und führt zunehmend ein „Eigenleben".

5 Übungen für den Brustkorb

ÜBUNG 21 Die Brustwirbelsäule mobilisieren

ÜBUNG 22 Die Atmung vertiefen und Atemräume weiten

ÜBUNG 23 Die sanfte Kobra

ÜBUNG 24 Die kräftige Kobra

ÜBUNG 25 Sich spiralig schrauben

ÜBUNG 21

Die Brustwirbelsäule mobilisieren

Wohlgefühl für den Brustkorb: Erfahren Sie als Erstes, dass Ihr Brustkorb kein Kasten ist, obwohl häufig von einem Brustkasten die Rede ist. Ein Kasten, beispielsweise ein Kleiderschrank, muss stabil und unbeweglich sein, ansonsten kann er seine Funktion nicht erfüllen. Anders der menschliche Oberkörper: Er ist sehr beweglich und schützt dabei gleichzeitig Herz und Lunge. Eine eingeschränkte Beweglichkeit in diesem Bereich führt zu Überlastung der Hals- sowie der Lendenwirbelsäule. Nicht von ungefähr häufen sich in diesen beiden Abschnitten der Wirbelsäule die Bandscheibenvorfälle.

BEGINN

Setzen Sie sich mit einem Stuhl an eine Wand, sodass Sie mit aufgerichtetem Becken sitzen und einen weichen Ball zwischen Wand und Brustwirbelsäule positionieren können. Setzen Sie sich auf die senkrecht ausgerichteten Sitzknochen und geben Sie Ihr Gewicht auf die Stuhlfläche ab. Der Kopf schwebt in der Verlängerung der Wirbelsäule nach oben.

ÜBUNG

Bewegen Sie zum Einstieg in die Übung Ihren Oberkörper auf der Höhe des Balles nach Lust und Laune. Das Becken bleibt stabil. Danach richten Sie Ihre Wirbelsäule wieder aus und legen Sie Ihre Hände auf das Brustbein. Bewegen Sie nun Ihre Brustwirbelsäule gezielt: einrollen, strecken, nach hinten beugen, seitlich beugen und auf beide Seiten drehen. Wiederholen Sie die einzelnen Bewegungen mehrfach.

Um die Bewegung der Rippen noch besser wahrnehmen zu können, üben Sie auch seitlich zur Wand. Setzen Sie sich seitlich zur Wand, stabilisieren Sie Ihr Becken und drehen Sie nun den Oberkörper zur Wand, bis beide Hände die Wand berühren können. Der Oberkörper dreht sich spiralig; Rippe um Rippe integriert sich in die Bewegung. Wiederholen Sie diese Drehbewegung einige Male und wechseln Sie die Seite.

Beenden Sie die Übung im ruhigen Sitzen und lassen Sie das vitale Gefühl Ihres mobilisierten Oberkörpers einen Moment nachwirken.

BEOBACHTEN

Das Becken bleibt stabil verankert. Vermeiden Sie ein Hohlkreuz. Atmen Sie ruhig.

IM ALLTAG

Für eine bewegte Pause im Alltag lassen Sie Ihre Arme pendeln und schwingen und dabei den Brustkorb rhythmisch mitbewegen. Halten Sie das Becken stabil.

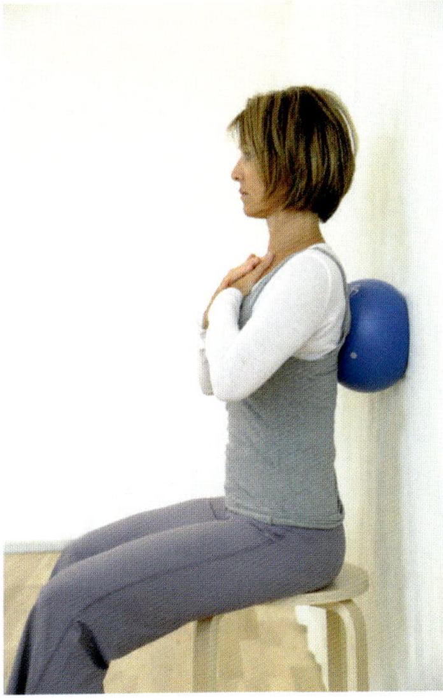

Abb. 45 | Aufgerichtet sitzen

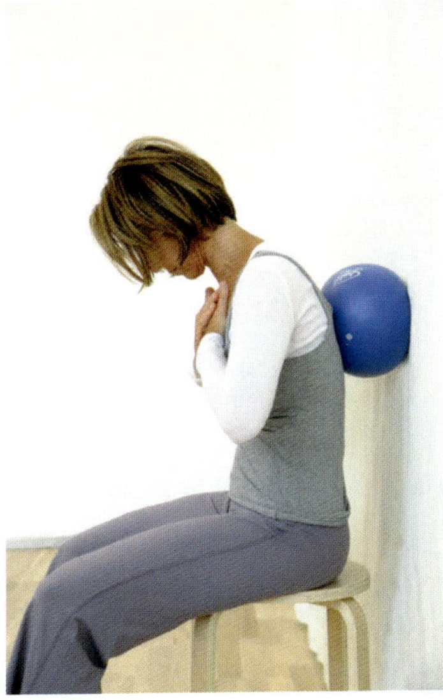

Abb. 46 | Die Brustwirbelsäule einrollen

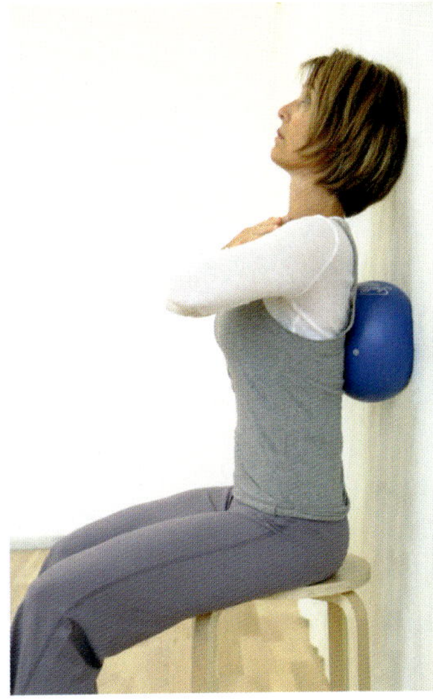

Abb. 47 | Die Brustwirbelsäule nach hinten strecken

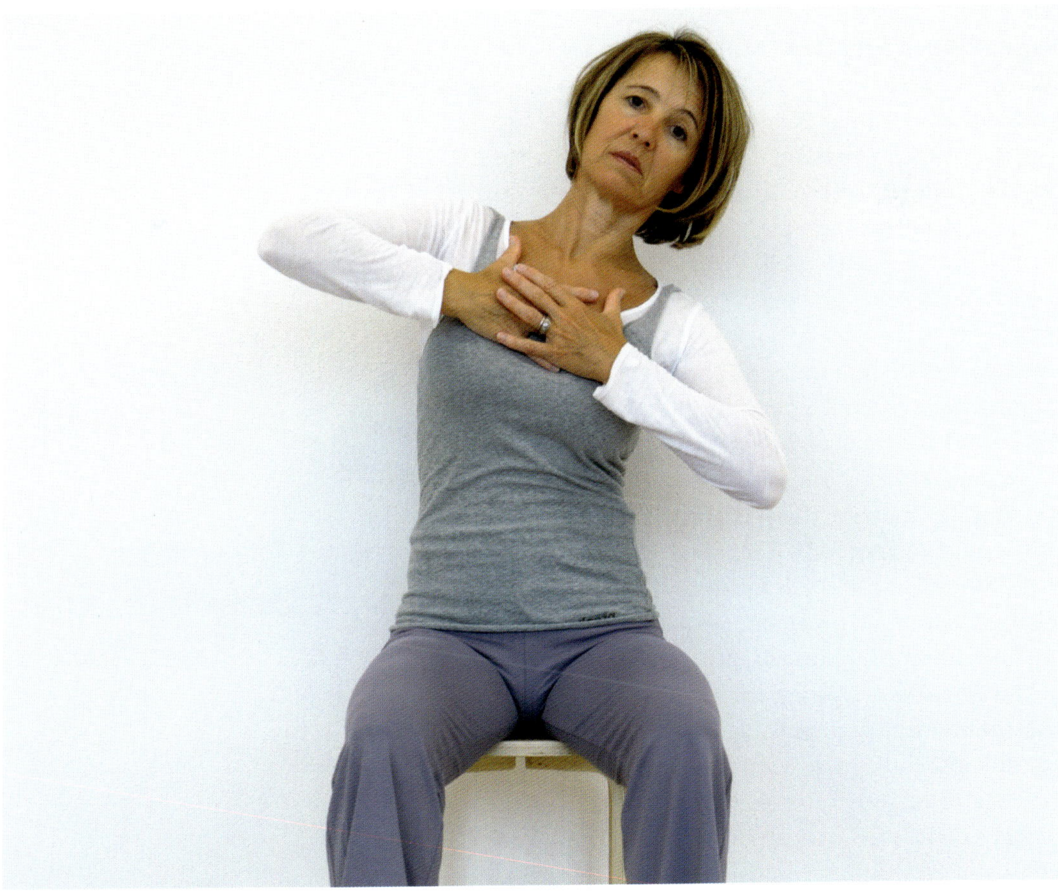

Abb. 48 | Die Brustwirbelsäule zur Seite neigen

ÜBUNG 22

Die Atmung vertiefen und die Atemräume weiten

Ein beweglicher, elastischer Brustkorb bedeutet Raum für die Lungen von ihrer Basis bis zu den Spitzen, also Raum von den unteren Rippen bis zu den Schlüsselbeinen. Zudem vergrössern elastische Zwischenrippenmuskeln das Atemvolumen. Sie können nun den Oberkörper gezielt mobilisieren und gleichzeitig über die Atmung von innen her die Atemräume öffnen.

BEGINN

Setzen Sie sich auf einen Stuhl; Kopf und Becken sind aufgerichtet. Die Füsse haben Bodenkontakt. Kommen Sie zur Ruhe und nehmen Sie Ihren Atem wahr. Beachten Sie, dass Sie nicht atmen „müssen". Ihr Körper atmet von alleine ein und aus. Es atmet.

ÜBUNG

Nehmen Sie bei der Einatmung zuerst die Bewegung der oberen Rippen wahr. Diese steigen beim Einatmen vorne etwas hoch. Diese Bewegung ist klein. Sie soll nicht zur Mitbewegung des ganzen Oberkörpers und zum Hohlkreuz führen. Als Nächstes legen Sie Ihre Hände auf die unteren Rippen. Spüren Sie die Drehung des Rippenbogens nach unten und die Ausdehnung der Rippen zur Seite. Um diese beiden Bewegungen gleichzeitig wahrnehmen zu können legen Sie eine Hand auf die oberen Rippen, die andere bleibt auf einer Seite auf den unteren. Atmen Sie ruhig weiter und lassen Sie Ihren Brustkorb durch den Atem elastisch werden.

BEOBACHTEN

Forcieren Sie nichts. Atmen Sie in Ihrem Rhythmus. Beobachten Sie, welches Ihr gewohnheitsmässiges Atemmuster ist: Vielleicht heben Sie das Brustbein übermässig und geraten ins Hohlkreuz oder Sie atmen gewohnheitsmässig in den Rundrücken. Ein weicher, aufblasbarer Ball im Rücken erleichtert die Wahrnehmung: Beim Einatmen behält ihr Kreuz sanft den Kontakt zum Ball.

IM ALLTAG

Verbinden Sie sich im Alltag immer wieder mit Ihrem Atem, beobachten Sie ihn, lassen Sie ihn fliessen und Ihre Atemräume weiten.

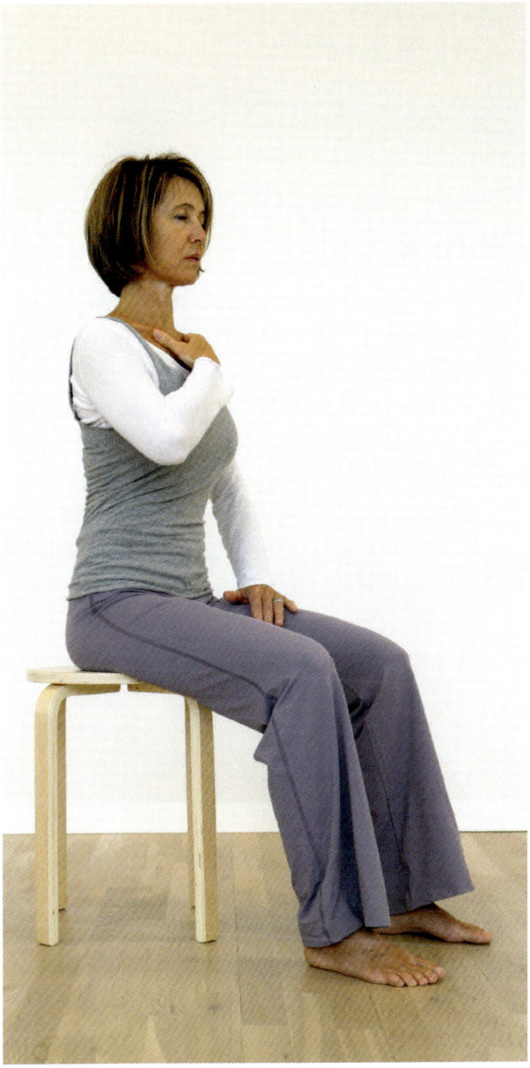

Abb. 49 | Die Bewegung der oberen Rippen wahrnehmen

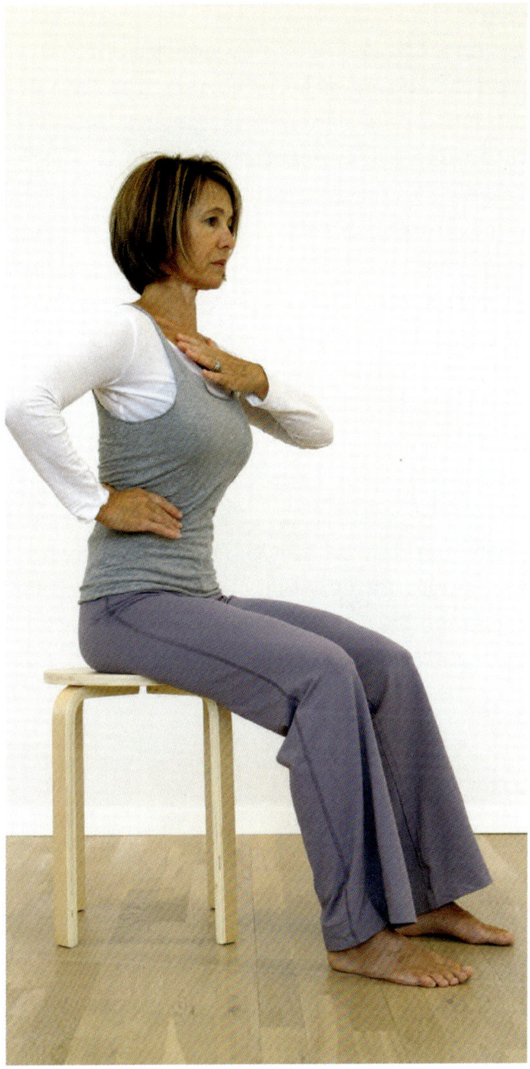

Abb. 50 | Die Bewegung der oberen und der unteren Rippen wahrnehmen

ÜBUNG 23

Die sanfte Kobra

Die Wirbelsäule darf und soll sich nach vorne einrollen können *und* nach hinten in die Überstreckung gehen können. Das ist vor allem für die Brustwirbelsäule eine Herausforderung. Mit der sanften Kobra fördern Sie gezielt die Streckung der Brustwirbelsäule nach hinten und die muskuläre Kraft der Rückenstrecker. Gleichzeitig lernen Sie die aktive Stabilisierung des Beckens: Die Streckung soll ausschliesslich in der Brustwirbelsäule – nicht aber in der Lendenwirbelsäule stattfinden.

BEGINN

Legen Sie sich auf den Bauch. Die Hände liegen schulterbreit neben dem Kopf, die Schultern sind breit, der Nacken ist lang. Lassen Sie sich Zeit, um in der Position anzukommen. Die Atmung fliesst ruhig.

ÜBUNG

Aktivieren Sie den Beckenboden und rollen Sie das Becken leicht ein – Schambein zum Bauchnabel. Die Leisten behalten guten Bodenkontakt. Nun sind Sie im Becken stabilisiert, der Übergang von Ihrem letzten Lendenwirbel zum Kreuzbein ist offen. So kommt es bei der Kobra nicht zu einer Stauchung im Kreuz. Der Nacken ist lang. Nun heben Sie sich langsam aus der Brustwirbelsäule nach oben. Der Brustraum vorne wird weit. Die Hände können während des Steigens nach vorne gleiten. Lassen Sie die Kobra beim Aufsteigen auch leicht nach rechts und links drehen. Gehen Sie nach einer Weile langsam zurück in die Bauchlage und dann in den Päckchensitz. Atmen Sie tief in Ihr Kreuz. Wiederholen Sie die sanfte Kobra einige Male und schliessen Sie stets im Päckchensitz ab.

BEOBACHTEN

Beachten Sie, dass der Beckenboden beim Hochkommen stets aktiviert ist. Das Becken ist stabil, keine Spur von Hohlkreuz. Nutzen Sie Hände und Arme, um die Wirbelsäule in die Länge zu ziehen. Ja nicht den Oberkörper mit Hilfe der Arme hochstemmen. Die Kraft für die Rückenbeuge kommt aus dem oberen Rücken. Jetzt schieben Sie Ihre Hände sanft über den Boden nach vorne. Konzentrieren Sie sich auf die Aktivität der Rückenmuskulatur. Den Kopf nicht übermässig anheben.

IM ALLTAG

Beugen Sie Ihre Brustwirbelsäule regelmässig aktiv nach hinten. Setzen Sie sich aufrecht auf einen Stuhl, die Hände sind am Hinterkopf, das Becken stabil verankert. Dann beugen Sie sich in der Brustwirbelsäule nach hinten. Der Nacken bleibt lang.

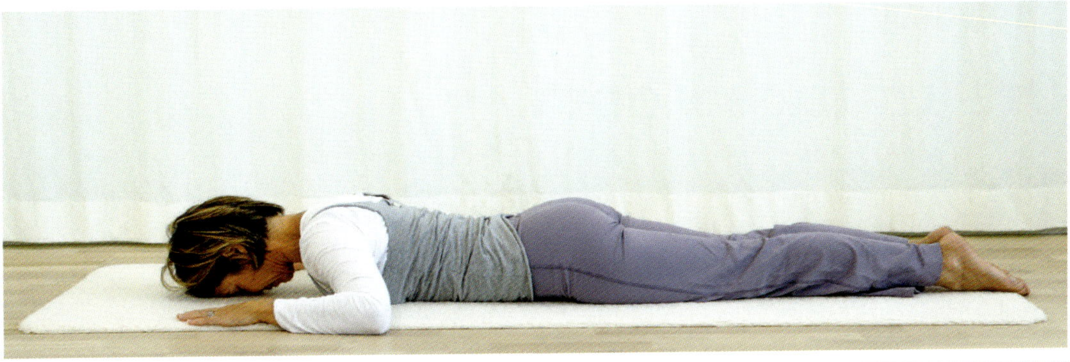
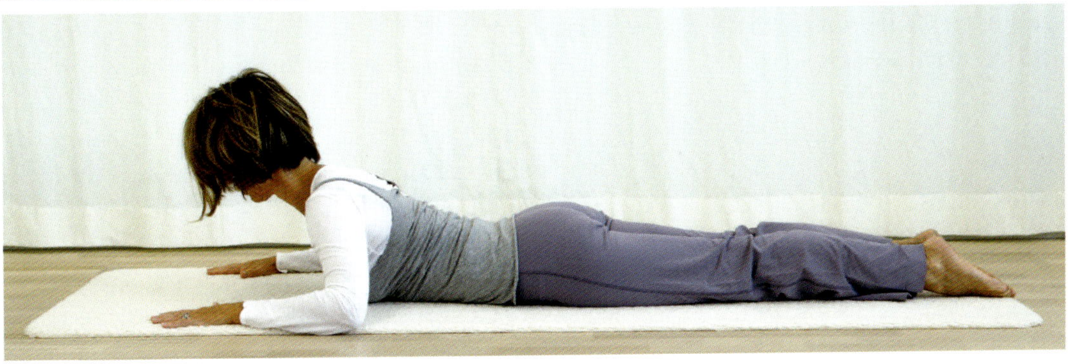
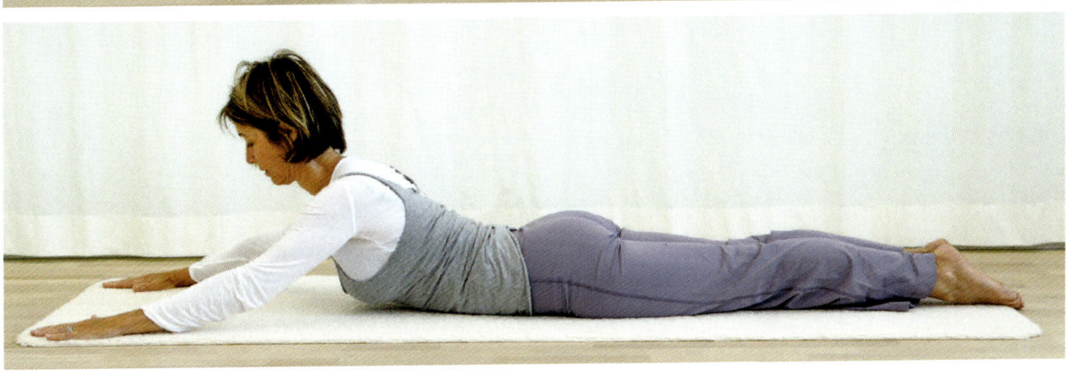
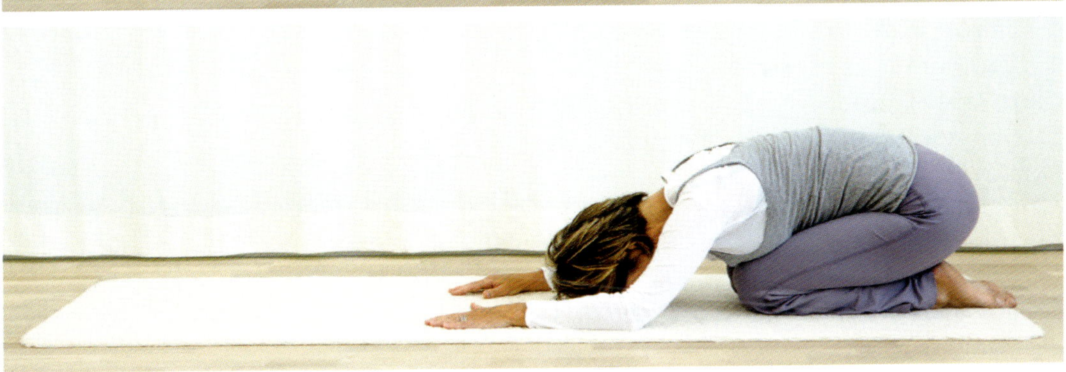

Abb. 51 | Ausgerichtete Bauchlage
Abb. 52 | Die Brustwirbelsäule nach oben heben
Abb. 53 | Die Arme ausstrecken
Abb. 54 | Abschliessen in der Ruhestellung

ÜBUNG 24

Die kräftige Kobra

Für die Aufrichtung der Wirbelsäule, insbesondere der Brustwirbelsäule braucht es eine kräftige Muskulatur. Diese Übung baut die Kraft der Rückenmuskulatur auf. Vorausgesetzt, die Übung wird mehrfach wiederholt und intensiv trainiert.

BEGINN

Gehen Sie in die Hocke. Sie können dazu an eine Wand lehnen. Knie und Füsse schauen in die gleiche Richtung. Die Hände können die Bewegung unterstützen oder sie liegen ohne Abstützkraft auf den Knien.

ÜBUNG

Lassen Sie den Oberkörper nach unten hängen. Nun beginnen Sie, die Wirbelsäule von der Basis her zu strecken. Das heisst, Sie versuchen ein Hohlkreuz zu machen. Keine Sorge: In dieser Position besteht keine Gefahr einer Stauchung der Lendenwirbelsäule: Die Last und der lange Hebel des Oberkörpers sorgen in dieser Position dafür, dass die Schwerkraft die Lendenwirbel nach vorne beugt. Es sind die Rückenmuskeln im Kreuzbereich die dagegen anarbeiten und das Hohlkreuz „halten" müssen.
Nun fahren Sie weiter mit der Kobra: Abschnitt für Abschnitt streckt sich die Wirbelsäule zum Kobrabogen nach hinten. Lassen Sie die Muskeln so stark arbeiten wie nur möglich! Erst wenn Sie wirklich nicht weiterkommen, lassen Sie die Wirbelsäule wieder entspannt nach unten sinken. Wiederholen Sie die kräftige Kobra fünfmal. Richten Sie sich dann auf. Wie fühlen sich Wirbelsäule, Schultern und Nacken an?

BEOBACHTEN

Die Hände und Arme helfen nicht mit, die Streckung nach hinten zu erleichtern. Es sind die Rückenmuskeln, die arbeiten sollen. Aktivieren Sie die Nackenmuskeln nicht übermässig. Konzentrieren Sie sich auf die Muskeln der Brustwirbelsäule. Variante: Das Ausstrecken der Arme nach vorne verlängert den Hebel und intensiviert die Übung.

IM ALLTAG

Nach dieser Übung fällt es Ihnen vermutlich leichter, aufgerichtet zu stehen. Machen Sie den Test: Sie nehmen wahr, wie Sie das aufgerichtete Stehen empfinden. Dann üben Sie einige Minuten die kräftige Kobra und vergleichen danach Ihre Empfindungen.

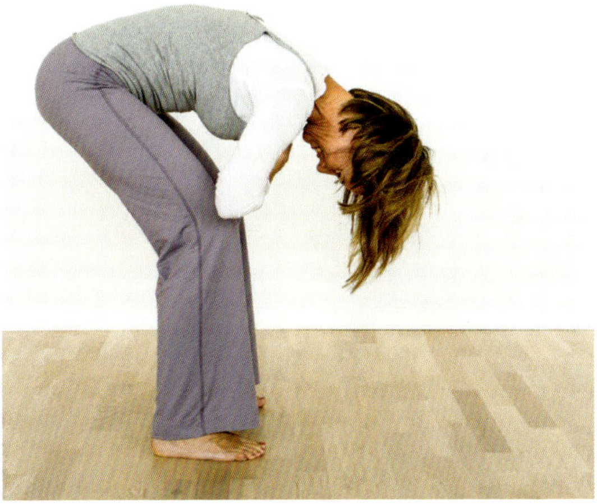

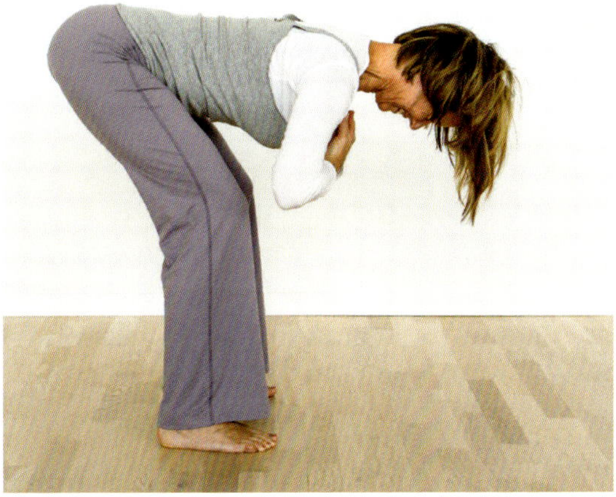

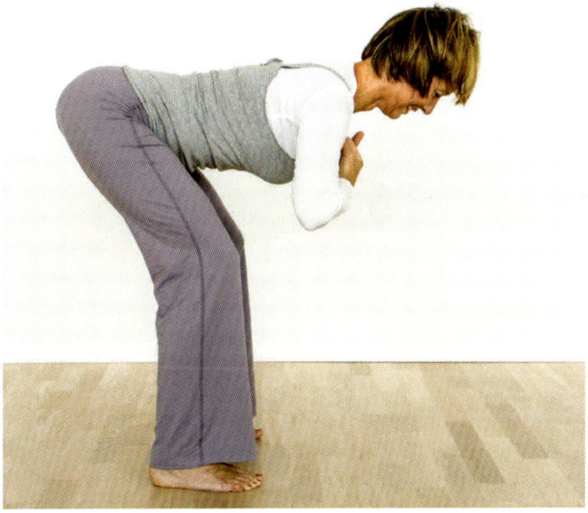

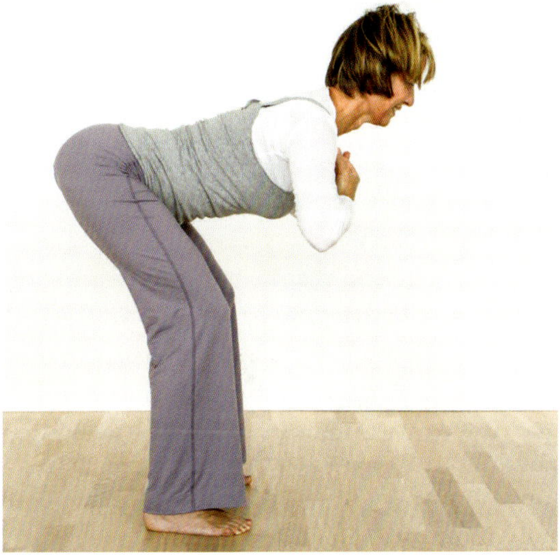

Abb. 55 | Den Oberkörper einrollen

Abb. 56 | Die Rückenmuskulatur vom Kreuz her aktivieren

Abb. 57 | Die Wirbelsäule langsam in die Kobra bringen

Abb. 58 | Die Kobra kraftvoll halten

ÜBUNG 25

Sich spiralig schrauben

Mit dieser Übung verhelfen Sie Ihrem Körper zu Elastizität und Ausrichtung. Ihre Wahrnehmung kann sich im Körper frei bewegen und Sie zu immer mehr Bewegungsqualität führen.

BEGINN

Legen Sie sich in die Seitenlage. Die Beine sind angewinkelt. Das Becken ist aufgerichtet, der Nacken ist lang. Der untere Arm ist in der Verlängerung des Körpers ausgestreckt. Der obere Arm ist aufgestützt. Verlagern Sie den Oberkörper ganz leicht nach hinten. Diese kleine Lagekorrektur hilft, dass der Rumpf bei der Drehbewegung nach vorne in der Verlängerung des Beckens bleibt.

ÜBUNG

Drehen Sie nun den Oberkörper nach vorne: Rippe für Rippe dreht spiralig Richtung Boden. Das Becken bleibt stabilisiert. Behalten Sie die Wirbelsäule dabei lang; es soll nicht zu einem Rundrücken kommen. Nun strecken Sie das obere Bein und bewegen es nach hinten; behalten Sie dabei das Becken aufgerichtet und nehmen Sie die Streckung im Hüftgelenk wahr. Nun ist Ihr ganzer Rumpf spiralig verschraubt. Kehren Sie zur Ausgangsposition zurück. Jetzt erfolgt die Verschraubung zur Gegenseite: Der Oberkörper wird etwas nach vorne verlagert und dreht dann Richtung Rückenlage, das obere Bein bewegt sich angewinkelt nach vorne. Die obere Hand kann dabei die Rippen in der Drehbewegung begleiten. Die untere Hand stützt das obere Knie ab und zieht das Bein verstärkt in die Verschraubung. Mit der Zeit können Sie diese spiraligen Verschraubungen fliessend wechseln. Nach einer Pause in der Rückenlage folgt die andere Seite.

BEOBACHTEN

Üben Sie ruhig und fliessend, nehmen Sie Ihren ganzen Körper in seiner Geschmeidigkeit wahr. Spüren Sie den Rhythmus und den Bewegungsfluss – eine Art tänzerisches Laufen in Seitlage und in Zeitlupe.

IM ALLTAG

Genau diese Verschraubung geschieht im Körper bei jedem Schritt. Natürlich ist sie kleiner, diskreter, subtiler. Achten Sie im Gehen einmal bewusst auf die Gegenbewegung von Becken und Oberkörper.

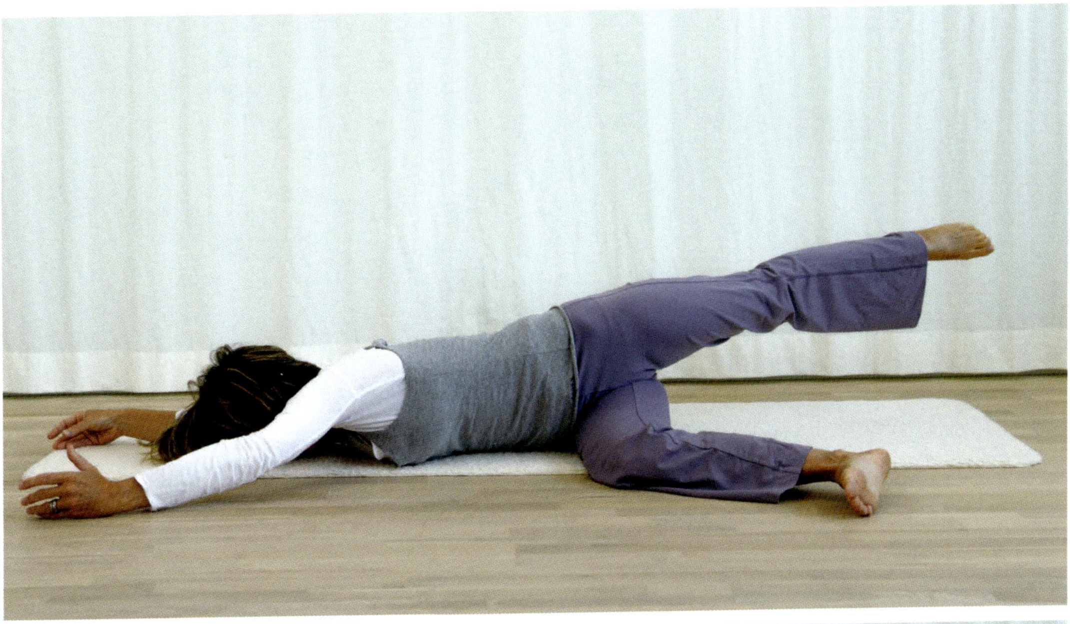

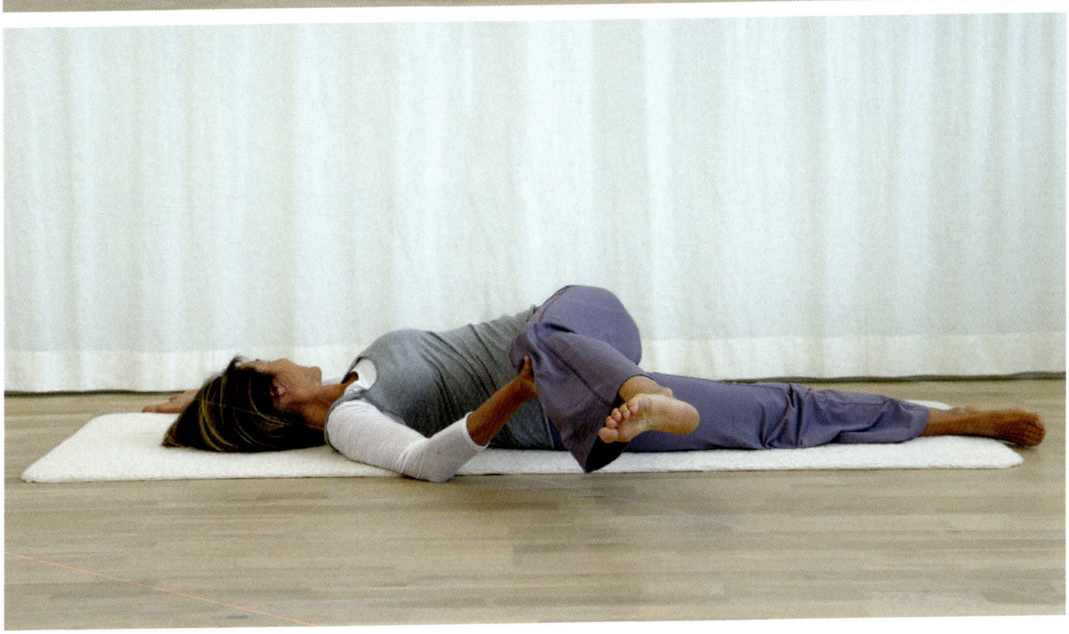

Abb. 59 | Sich spiralig verschrauben
Abb. 60 | Sich in die Gegenbewegung verschrauben

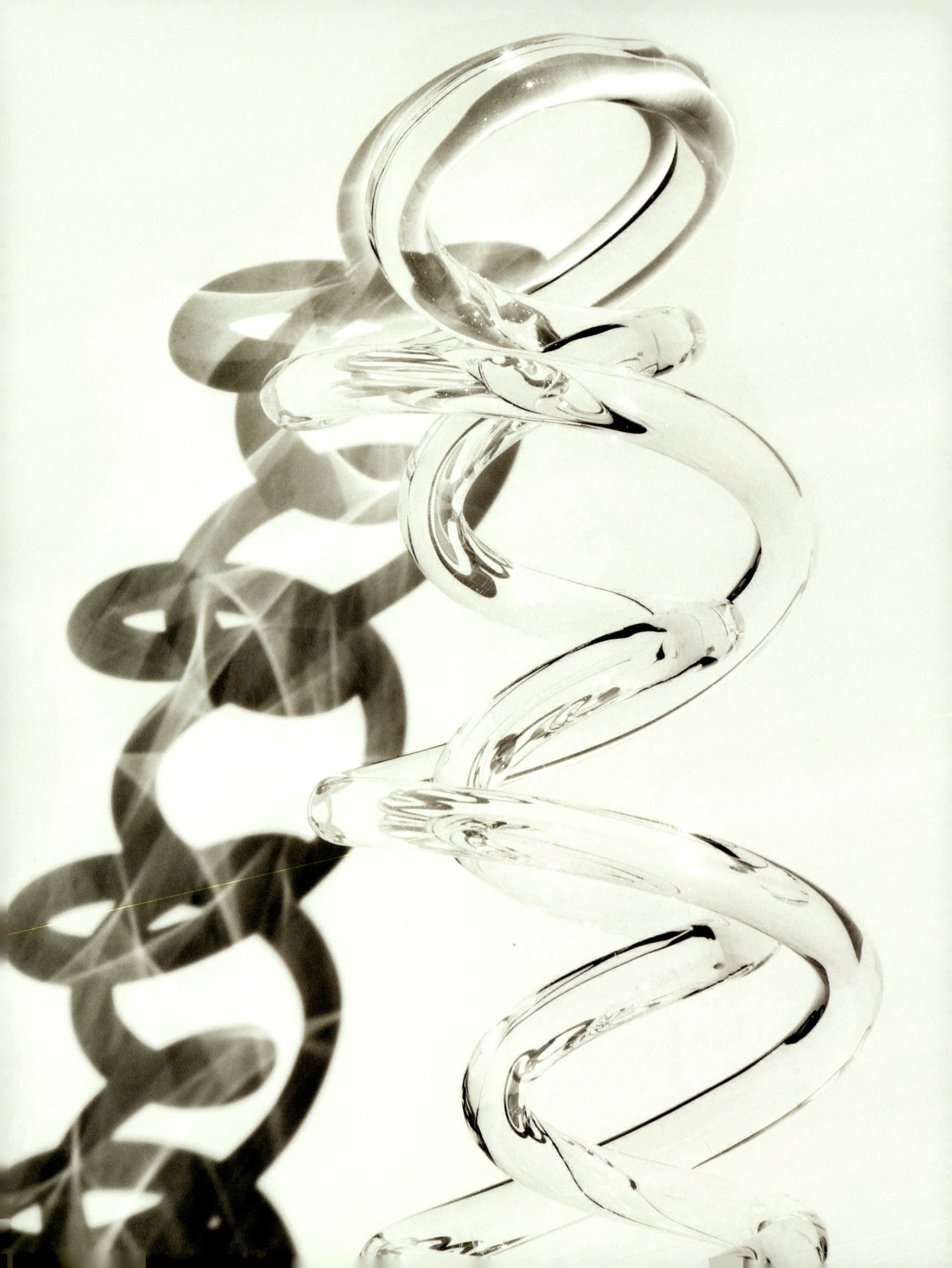

8 Schultern frei und entspannt

Die Schultern – frei und entspannt? Überlastet und verspannt ist wohl häufiger der Fall. Schulterschmerzen, Bewegungseinschränkung und verhärtete Muskulatur sind sehr verbreitet. Warum? Einerseits ist der gesamte Schultergürtel sehr beweglich und dadurch auch für Fehlbelastungen anfällig. Andererseits verunmöglicht eine nicht aufgerichtete Wirbelsäule die Zentrierung von Schulterblatt und Schultergelenk. Daher hat die Aufrichtung der Wirbelsäule auch bei Schulterproblemen Priorität!

Danach folgt eine Neuorientierung in Wahrnehmung und Gebrauch der Schultern. Zudem scheinen psychische Faktoren stark auf den Schultergürtel zu wirken und tragen zu Verspannungen bei.

Zur Erinnerung: Sie können auf der körperlichen Ebene jederzeit mit dem ersten Schritt zur Veränderung beginnen. Verlieren Sie sich nicht in der Analyse aller möglichen Ursachen für Ihre Muskelverspannungen. Richten Sie Ihren Fokus auf die bewusste Entspannung der Schultern und gewinnen Sie so Einblick und Einfluss auf innere seelische Prozesse.

Die Schultern auf einen Blick

Daran erkennen Sie einen anatomisch koordinierten Schultergürtel:

Die Schlüsselbeine stehen annähernd horizontal.

Der innere Rand der Schulterblätter verläuft parallel zur Wirbelsäule.

Von der Seite gesehen befindet sich der Oberarmkopf in der Mitte des Brustkorbes bzw. im Lot zum Ohrläppchen.

Tendenziell fühlen sich die Schultern breit an. Die Schulterblätter sind nach unten orientiert und liegen grossflächig auf dem Brustkorb auf.

ORIENTIERUNGSREISE DURCH IHRE SCHULTERN

Zum Schultergürtel gehören die Schlüsselbeine und die Schulterblätter. Zum Schultergelenk selbst gehören nur der Kopf des Oberarmknochens – der so genannte Oberarmkopf – und die zugehörige Gelenkpfanne, ein Teil des Schulterblattes. Gelenkig ist der Schultergürtel nur vorne über die beiden Gelenke zwischen den Schlüsselbeinen und Brustbein mit dem Rumpf verbunden. Die restlichen Verbindungen sind alle muskulär. Diese anatomische Bauweise ermöglicht einen grossen Bewegungsradius und eine grosse Bewegungsvielfalt. Gleichzeitig erhöht sich so die Möglichkeit an Fehlbelastung und muskulärem Ungleichgewicht. Die häufigste Fehlhaltung ist eine Kombination von Rundrücken und nach vorne-oben orientierten Schultern.

Setzen Sie sich also für das Ertasten des Schultergürtels möglichst aufrecht hin. Beginnen Sie beim Brustbein und ertasten Sie den gelenkigen Übergang vom Brustbein zu den Schlüsselbeinen. Fahren Sie mit der Tastreise an einem Schlüsselbein fort. Das Schlüsselbein hat eine elegant geschwungene Form. Gegen das Ende des Schlüsselbeines lässt sich unterhalb des unteren Randes der Rabenschnabelfortsatz ertasten – ein hakenartiger Knochenvorsprung am Vorderrand des Schulterblatts, der dem kleinen Brustmuskel als Ansatz dient. Die Schlüsselbeine enden beim so genannten Schultereck oder Schulterdach.

6 Übungen für die Schultern

Gerade darunter befindet sich das eigentliche Schultergelenk mit dem Oberarmkopf. Diesen können Sie als Kugel gut wahrnehmen. Das Schultereck selbst gehört bereits zum Schulterblatt, einem flachen, dreieckigen Knochen, der hinten auf den Rippen aufliegt. In der Ruheposition stehen die Schulterblätter senkrecht, der innere Rand läuft parallel zur Wirbelsäule. Bitten Sie einen Partner oder eine Partnerin, soweit möglich, Ihr Schulterblatt zu ertasten, damit Sie eine Vorstellung von der Grösse und der Lage Ihrer Schulterblätter bekommen.

Anatomisch richtig platzierte Knochen sind die Voraussetzung für freie, entspannte Schultern.

ÜBUNG 26 **Entspannte Breite**

ÜBUNG 27 **Loslassen in den Schultern**

ÜBUNG 28 **Unterstützung für die oberen Rippen und das Schlüsselbein**

ÜBUNG 29 **Sich im Schultergelenk auskennen**

ÜBUNG 30 **Beweglichkeit in Schultern und Brustkorb**

ÜBUNG 31 **Die Kugelhand**

ÜBUNG 26

Entspannte Breite

Vielleicht stellen Sie fest, dass Ihre Schultern in der Rückenlage nicht entspannt und breit Richtung Boden absinken. Sie bleiben vom Boden abgehoben und fühlen sich Richtung Brustbein eingerollt an. Verantwortlich dafür sind neben einer unbeweglichen Brustwirbelsäule die Muskeln in der Schlüsselbeinregion. Sind diese verkürzt und unelastisch, ziehen sie den gesamten Schultergürtel nach vorne und verengen den Raum für die Lungenspitzen. Sie sind die heimlichen Spielverderber für entspannte Schultern und freie, obere Atemräume.

BEGINN

Legen Sie sich mit angewinkelten Beinen auf den Rücken, Ihre Hände sind auf dem Bauch. Unterlegen Sie den rechten Ellbogen mit einem zusammengefalteten Handtuch oder einem kleinen Kissen. Kommen Sie zur Ruhe.

ÜBUNG

Nehmen Sie sich zuerst etwas Zeit, Ihr Kreuz und Ihren Nacken zu entspannen und Richtung Boden sinken zu lassen. Heben Sie nun leicht Ihre rechte Schulter. Der Ellbogen bleibt dabei auf der Unterlage. Bei dieser kleinen Bewegung spannen sich die genannten Muskeln an. Lassen Sie nun bewusst und langsam Ihre Schulter zum Boden und in die Breite sinken. Wiederholen Sie diese Bewegung einige Male. Sie können dabei das Schlüsselbein mit der Gegenhand sanft in die Breite ausstreichen. Erspüren Sie nun den Unterschied zur linken Seite.

Jetzt folgt die gleiche Übung für die linke Seite. Heben Sie dann einige Male beide Schultern gleichzeitig. Wie fühlt sich dabei Ihr Nacken an? Vermutlich spüren Sie deutlich die Verkürzung des Nackens. Lassen Sie beide Schultern langsam in die Breite sinken. Der Nacken kann sich wieder entspannen und verlängern.

Ruhen Sie abschliessend noch einen Moment und verinnerlichen Sie das Gefühl der entspannten Breite.

BEOBACHTEN

Die Bewegung sollte sich fliessend anfühlen, nicht „stotternd".

IM ALLTAG

Spüren Sie immer wieder Ihren langen Nacken, das lange Kreuz und die breiten Schultern.

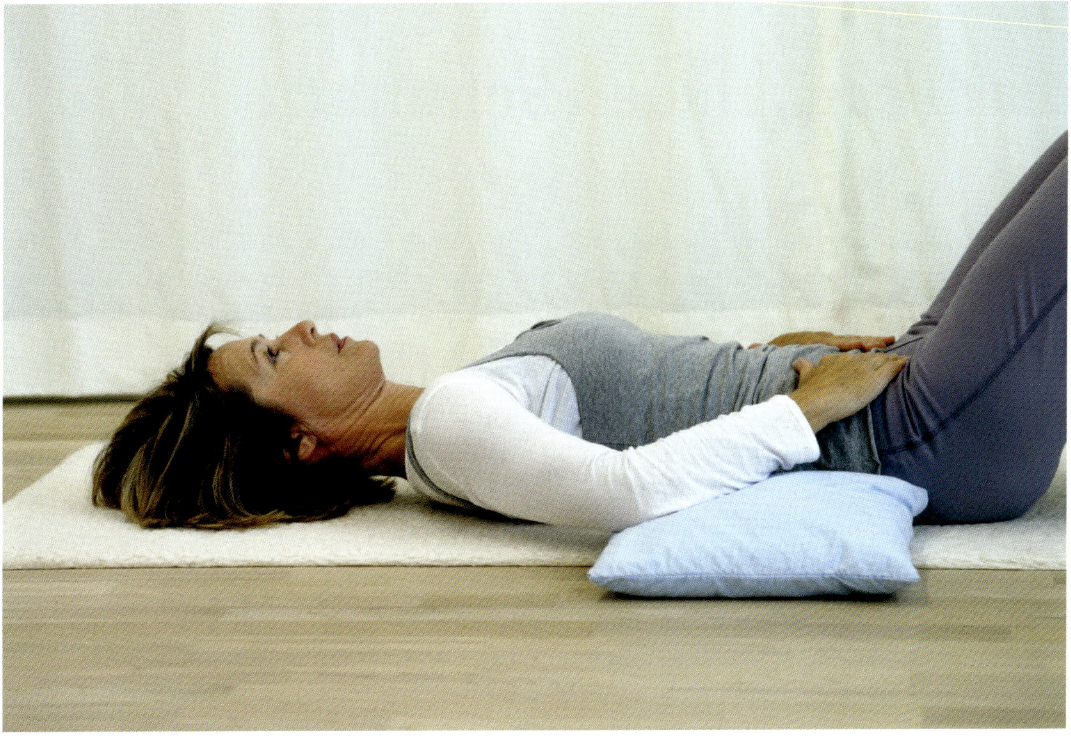

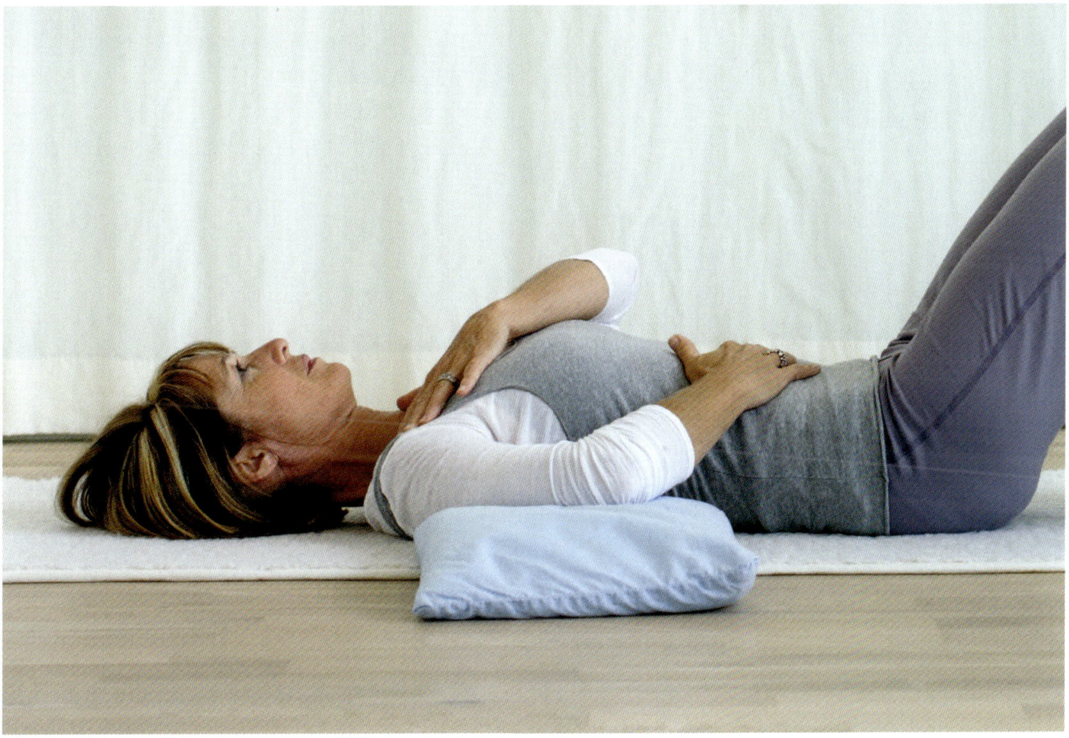

Abb. 61 | Die Schulter anheben
Abb. 62 | Die Schulter in die Breite sinken lassen

ÜBUNG 27

Loslassen in den Schultern

Wenn die Wirbelsäule aufgerichtet ist, der Nacken frei und die Schultern angenehm entspannt sind, dann sitzen Sie richtig. Flegeln Sie sich hingegen gewohnheitsmässig und mit Rundrücken auf jeden Stuhl, verlieren die Schultern ihre Zentrierung und rutschen nach vorne-oben. Das Schlüsselbein wird gestaucht, der Nacken kurz und die Nacken- und Schultermuskeln werden verspannt.

BEGINN

Setzen Sie sich aufgerichtet auf einen Stuhl. Ihr Becken ist auf den Sitzbeinen niedergelassen. Die Füsse haben guten Bodenkontakt. Kommen Sie zur Ruhe.

ÜBUNG

Sinken Sie nun etwas in sich zusammen und nehmen Sie wahr, was mit Ihren Schultern passiert. Diese fallen nach vorne und rutschen auf den zusammengesunkenen Rippen nach oben. Die Schlüsselbeine stehen schräg. Damit Ihre Schultern sich wieder zentrieren können, müssen Sie sich aufrichten. Die Aufrichtung ist die Grundvoraussetzung für alle Schulterübungen. Wieder aufgerichtet ziehen Sie nun die rechte Schulter Richtung Ohr. Ihr Kapuzenmuskel ist jetzt angespannt. Lösen Sie nun langsam diese Spannung, sodass Ihre Schulter wieder sinken kann. Lassen Sie die Spannung im Muskel bewusst langsam los und bleiben Sie einen Moment in der Entspannung, bevor Sie die Schulter erneut Richtung Ohr ziehen. Das Schlüsselbein bewegt sich mit. In der Endposition sollte Ihr Schlüsselbein wieder möglichst horizontal ausgerichtet sein. Der Kopf schwebt während des Loslassens der Schulter nach oben.

Sie können die Übung auch mit Hilfe eines Therabands oder eines Handtuches ausführen. Der Zug des Bandes bzw. des Handtuches gibt der Schulter während der Aufrichtung die Führung.

BEOBACHTEN

Nachdem Sie 4- bis 5-mal dieses Anspannen-Loslassen ausgeführt haben, nehmen Sie den Unterschied zur linken Schulter wahr. Üben Sie danach gleich lang mit der linken Schulter. Zum Abschluss können Sie beide Schultern gleichzeitig heben und wieder sinken lassen.

IM ALLTAG

Beobachten Sie, in welchen Situationen Sie die Schultern gewohnheitsmässig verspannen oder gar hochziehen. Lassen Sie sie immer wieder in die Breite sinken. Verlängern Sie gleichzeitig Ihre Wirbelsäule.

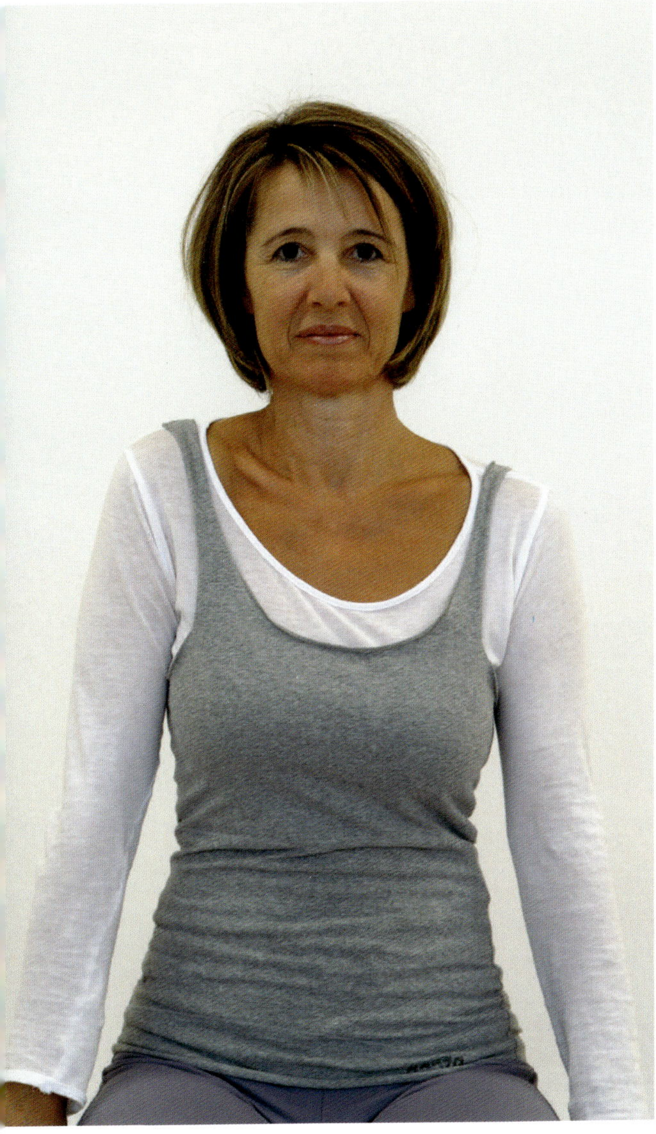

Abb. 63 | Die Schulter anheben

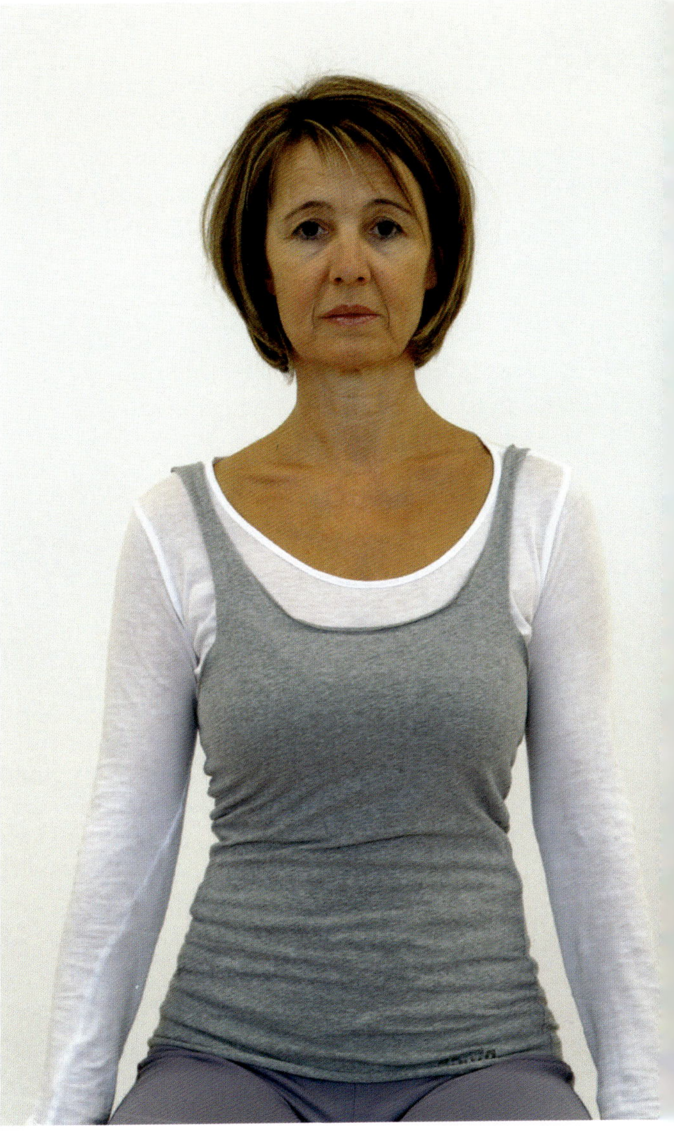

Abb. 64 | Die Schulter sinken lassen

ÜBUNG 28

Unterstützung für die oberen Rippen und das Schlüsselbein

Wie Sie bereits beobachtet haben, hängen Rundrücken und nach vorne fallende Schultern zusammen. Für die Zentrierung des Schultergürtels ist die folgende Übung wirksam und einfach in den Alltag zu integrieren.

BEGINN

Setzen Sie sich aufrecht auf einen Stuhl. Ihr Becken ist zentriert. Ihre Fingerspitzen sind auf der Höhe der zweiten Rippe.

ÜBUNG

Sinken Sie etwas in sich zusammen. Nehmen Sie wahr, wie sich Ihre Schultern und Ihr Nacken anfühlen. Wie fühlt sich die Atmung an? Wie die Magenregion?

Nun richten Sie sich langsam auf und unterstützen die oberen Rippen dabei: Geben Sie den Rippen mit Ihren Fingern einen sanften Impuls nach oben, sodass sie sich horizontal stellen können. Bleiben Sie in dieser aufgerichteten Haltung und atmen Sie ruhig ein und aus. Nun wiederholen Sie das Zusammensinken und unterstützen beim Aufrichten die beiden Schlüsselbeine: Ihre Fingerspitzen bewegen die Schlüsselbeine leicht nach oben, sodass sie sich „entrollen" und horizontal in die Breite ausrichten können. Lassen Sie auch diese Veränderung bei einigen bewussten Atemzügen wirken.

BEOBACHTEN

Die Aufrichtung soll in der oberen Brustwirbelsäule erfolgen: Becken und Lendenwirbelsäule bleiben ruhig.

IM ALLTAG

Erinnern Sie sich mit dieser kleinen Handbewegung auch im Alltag an die Ausrichtung der oberen Rippen und der Schlüsselbeine.

Wenn beispielsweise die rechte Hand am Computer die Maus führt, kann die linke Hand Rippen und Schlüsselbeine der rechten Seite anheben.

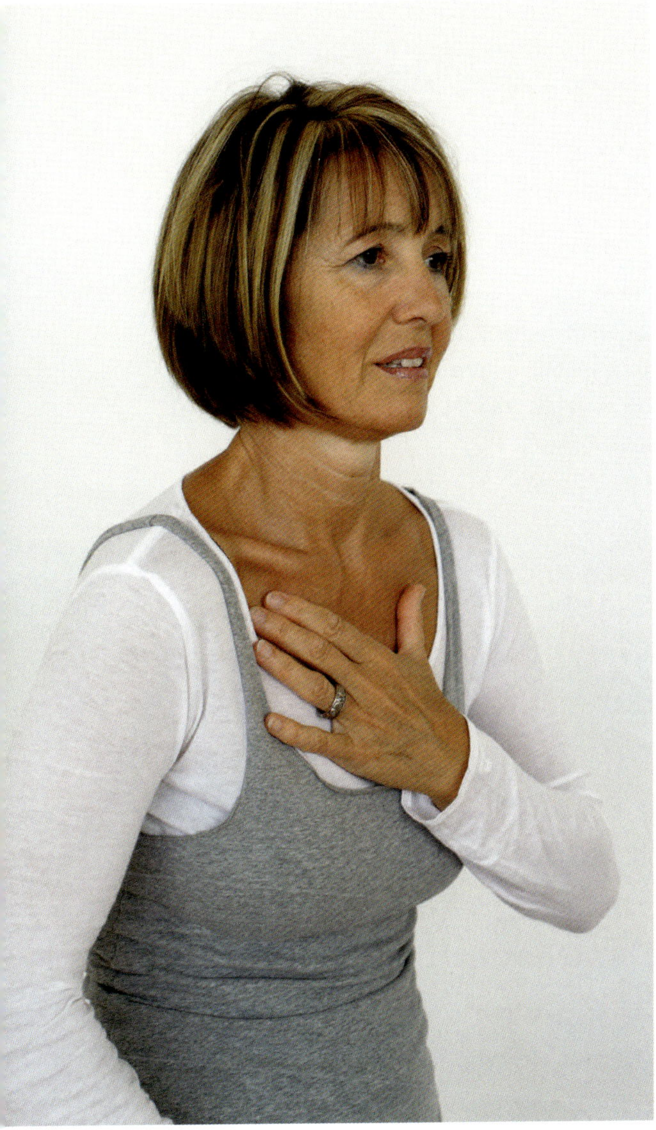

Abb. 67 | Die oberen Rippen ertasten

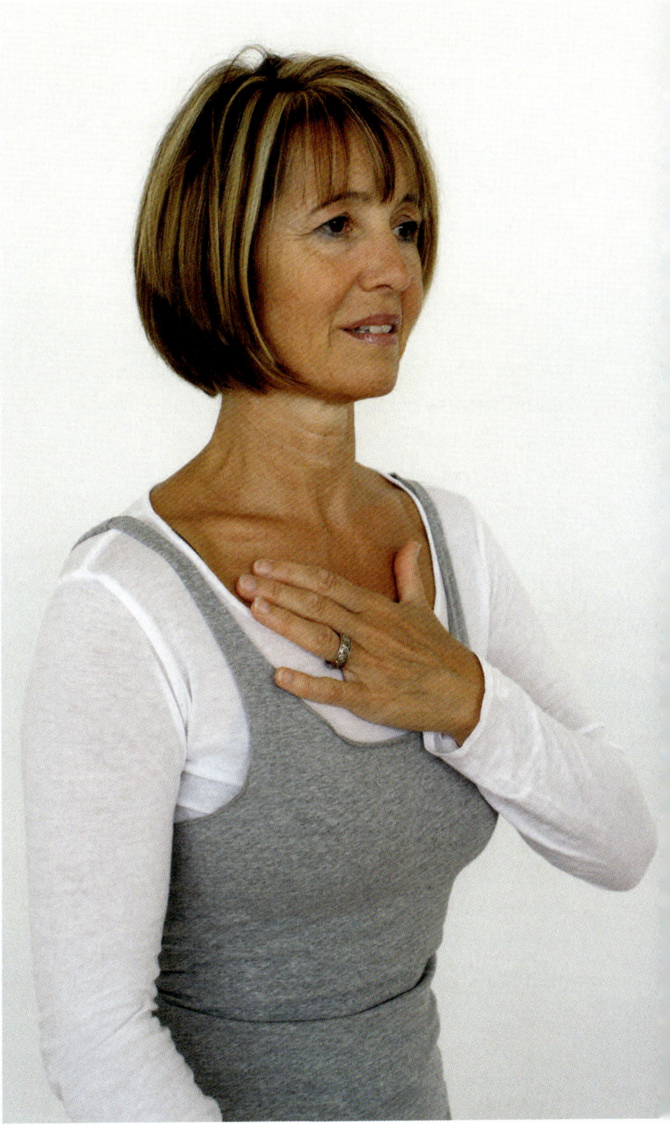

Abb. 68 | Die oberen Rippen anheben

ÜBUNG 29

Sich im Schultergelenk auskennen

Damit Armbewegungen wie das Erfassen eines Gegenstandes oder das Grüssen mit der Hand Sie nicht aus dem Lot bringen, ist es wichtig, ein Gefühl für die Bewegungen im Schultergelenk zu entwickeln, genau gesagt: für die Bewegungen des so genannten Oberarmkopfes. Der Oberarmkopf ist das „obere Ende des Armes". Er hat eine Kugelgestalt und ist in seiner Gelenkpfanne dreidimensional beweglich. Durch die nach vorne orientierten Armbewegungen, beispielsweise beim Greifen, rutscht der Oberarmkopf häufig ebenfalls nach vorne. Damit verliert er seine Zentrierung im Gelenk. Die Folge sind Verspannungen und Abnützung der Sehnen im Inneren des Schultergelenks. Auch Anmut und Eleganz der Schulterbewegungen leiden sichtbar darunter. Lernen Sie, den Oberarmkopf zu zentrieren.

BEGINN

Setzen Sie sich aufgerichtet mit einem Hocker an die Wand. Platzieren Sie einen leicht aufgeblasenen Ballon zwischen Wand und Schulter, direkt hinter den Oberarmkopf. Beachten Sie, dass sich der Ballon wirklich aussen hinter dem Oberarmkopf befindet und nicht zu weit innen beim Schulterblatt.

ÜBUNG

Bewegen Sie nun Ihre Hand bzw. den Arm nach vorne, als wollten Sie nach etwas greifen. Der Ballon muss gleichzeitig aus dem Schultergelenk Richtung Wand stabilisiert werden, er darf nicht runterfallen.

Dann bewegen Sie Hand und Arm auch so, als wollten Sie etwas essen. Auch hier gilt: den Ballon stabilisieren. Bleiben Sie gelassen, wenn der Ballon am Anfang zum Boden fällt. Üben Sie auch mit dem andern Arm.

BEOBACHTEN

Die Wirbelsäule bleibt aufgerichtet. Das Gewicht wird nicht Richtung Ballon verlagert. Atmen Sie ruhig und lassen Sie Gesicht und Kiefer entspannt.

IM ALLTAG

Visualisieren Sie die Bewegungen der Oberarmkugeln *in Alltagssituationen, beispielsweise wenn Sie einen Gegenstand ergreifen oder jemandem die Hand geben. Spüren Sie Ihre breiten Schultern. Der* Oberarmkopf *dreht an Ort und Stelle im Schultergelenk, er bleibt zentriert und rutscht nicht nach vorne.*

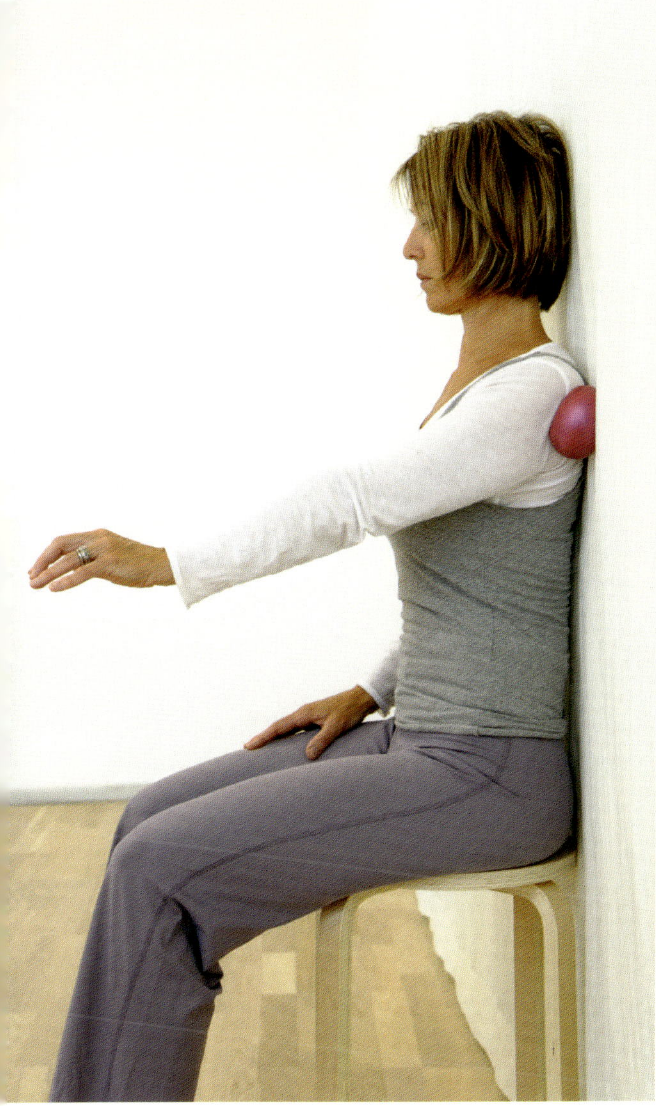

Abb. 69 | Der Oberarmkopf bewegt sich Richtung Ballon

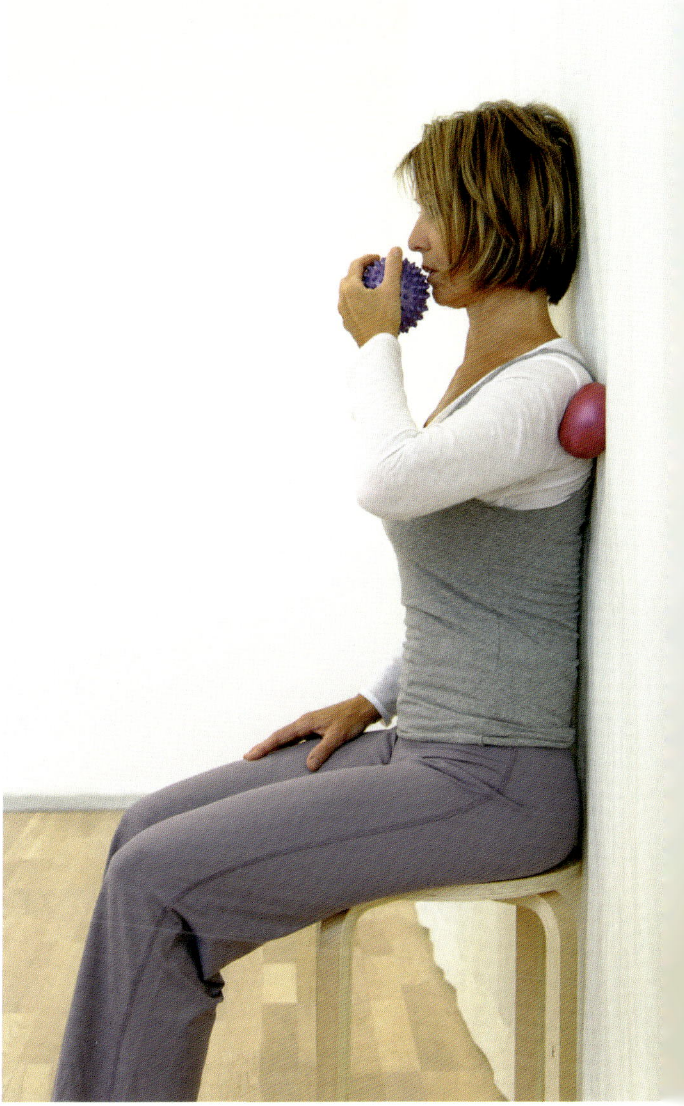

Abb. 70 | Essbewegung mit zentrierter Schulter

ÜBUNG 30

Beweglich in Schultern und Brustkorb

Diese Übung fördert die Beweglichkeit des Brustkorbes und des Schultergürtels.

BEGINN

Legen Sie sich mit angewinkelten Beinen auf eine Seite. Die Wirbelsäule ist lang, der Kopf befindet sich in der Verlängerung der Wirbelsäule. Die Arme sind nach vorne ausgestreckt, die Handflächen liegen übereinander. Kommen Sie zur Ruhe.

ÜBUNG

Führen Sie die obere Hand langsam über den unteren Arm Richtung Brustbein; die Brustwirbelsäule dreht mit. Verstärken Sie die Drehung Ihres Oberkörpers, indem Sie das Brustbein und die oberen Rippen mit Ihrer Hand aktiv in die Drehung begleiten. In der Endposition sind beide Arme gestreckt am Boden.

Bleiben Sie in dieser Position, atmen Sie ruhig. Bewegen Sie sich dann wieder in die Ausgangsposition und wiederholen Sie die Drehung.

Beim nächsten Mal führen Sie den oberen Arm zuerst etwas über die untere Hand hinweg; der Brustkorb dreht leicht mit. Nun führen Sie den Arm auf dem Boden über Ihren Kopf, sodass Sie mit gestrecktem Arm einen Halbkreis auf den Boden zeichnen.

Wenn der Arm auf der Höhe des Ohrs ist, dreht der Oberkörper Richtung Rückenlage mit. Diese Drehbewegung sowie eine elastische Brustmuskulatur entscheiden, ob Sie den Arm auf den Boden legen können. Beachten Sie, dass die Hand immer die gleiche Höhe behält wie die Schulter. Bei Einschränkungen im Schultergelenk zeichnen Sie den Kreis in die Luft.

Wiederholen Sie diesen Kreis langsam 3- bis 4-mal. Ruhen Sie sich dann in der Rückenlage aus. Vergleichen Sie Ihre beiden Körperseiten. Danach erfolgt die Übung auf der Gegenseite.

BEOBACHTEN

Beachten Sie, dass das Becken stabil bleibt. Die Knie verschieben sich nicht. Der Atem fliesst ruhig.

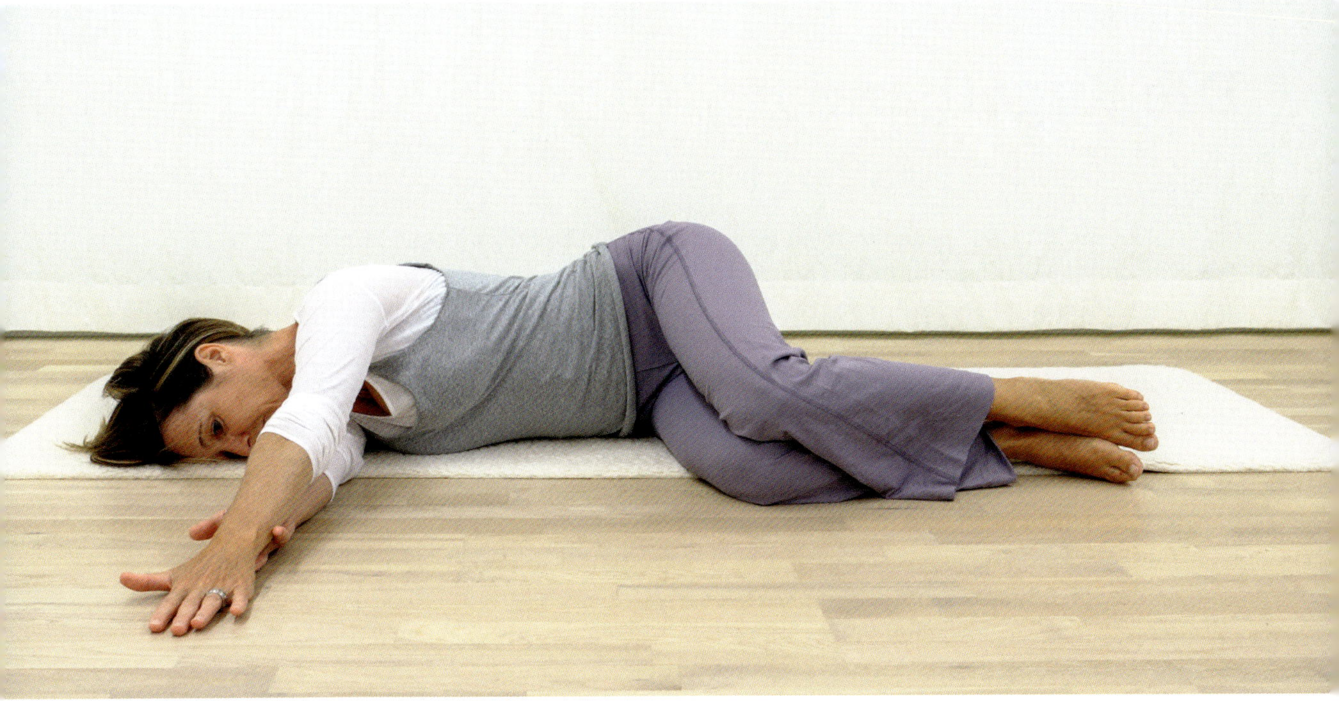

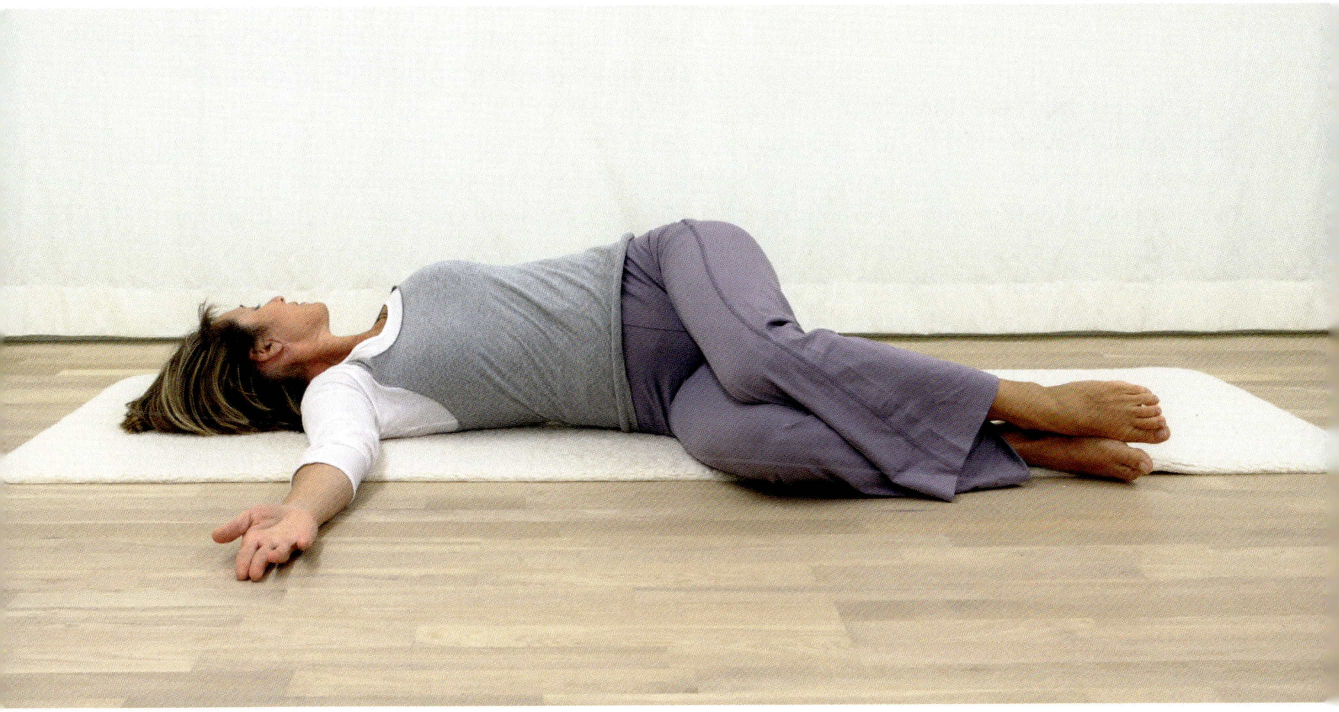

Abb. 71 | Die obere Hand über die untere führen
Abb. 72 | Liegen in der Endposition

ÜBUNG 31

Die Kugelhand

Was haben die Hände mit der Aufrichtung sowie der guten Haltung zu tun? Machen Sie gleich ein kleines Experiment: Joggen Sie locker an Ort und Stelle mit schlaffen, hängenden Händen. Dann bauen Sie eine leichte Spannkraft auf in Ihren Händen, als ob Sie in jeder Hand einen kleinen Ball halten würden. Ihre Hände sollten sich dabei als Ganzes kugelig anfühlen. Können Sie wahrnehmen, dass die schlaffen Hände Sie unweigerlich in eine schlechte Gesamtkörperhaltung bringen? Dass Ihre Schultern nach vorne fallen und der Nacken kurz wird?

Umgekehrt bei aufgebauten Händen: Sie fühlen sich aufgerichtet, kraftvoller und dynamischer. Die Bedeutung der Hände für die gesamte Haltung ist nicht zu unterschätzen. Zudem werden Hände im Alltag stark gefordert. Das belegen die vielen Überlastungen an Hand-, Ellbogen- und Schultergelenken. Für den Gebrauch der Hände ist wesentlich, die Kraft aus dem Handteller zu entwickeln – und nicht aus den Fingern. Dazu braucht es ein dynamisches Handgewölbe. Dieses zentriert den Daumen und stärkt die Kleinfingerseite. Das Überstrecken (Durchdrücken) des Daumens wird verhindert – eine wirksame Prophylaxe gegen eine Arthrose im Daumensattelgelenk.

BEGINN

Legen Sie Unterarme und Hände locker auf eine Tischplatte. Betrachten Sie die Ausrichtung und die Gestalt der Hände. Diese sollten in die Verlängerung der Unterarme zu liegen kommen, sodass der mittlere Finger in die gleiche Richtung zeigt wie der Unterarm. Die Hände sollten leicht gewölbt sein, also nicht flach wie Teller liegen. Beachten Sie, dass Ihre Hände zwei harmonische Bogen haben: einen von den Handgelenken zu den Fingerkuppen und einen zwischen der Kleinfinger- und der Daumenseite. Dabei ist der Daumen leicht abgespreizt, seine Gelenke sind leicht gebeugt.

ÜBUNG

Bauen Sie Ihre Hand langsam zu einer Kugel auf, als würde ein kleiner Ballon in Ihr Handinneres gepumpt. Kleinfinger- und Daumengrundgelenk rollen sich dabei ein. Lösen Sie die Kugel wieder etwas, bauen Sie sie wieder auf. So mobilisieren und kräftigen Sie Ihre Hand für das alltägliche Greifen und Loslassen.

IM ALLTAG

Greifen Sie im Alltag bewusst aus Ihrer Handmitte, nicht aus den Fingern. Erleben Sie den Unterschied zwischen dem Anfassen aus dem Handteller und dem Krallen mit den Fingern.

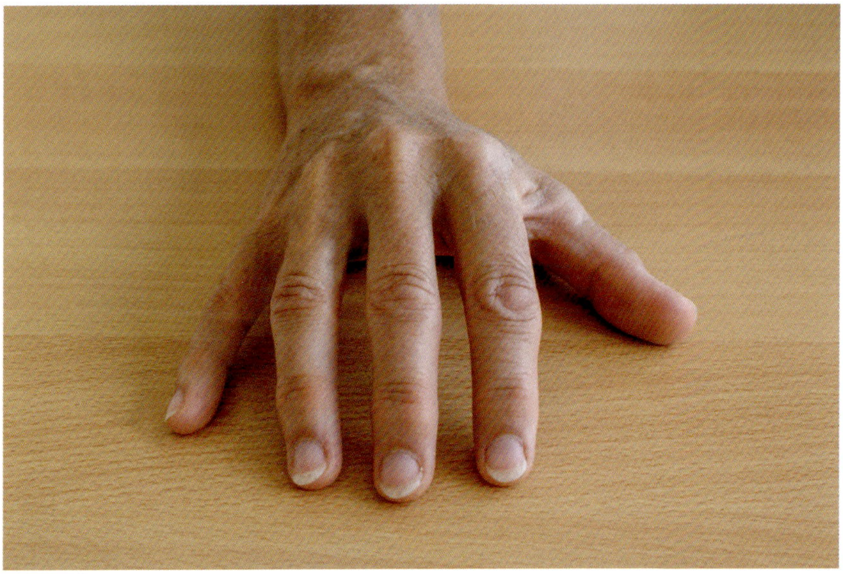

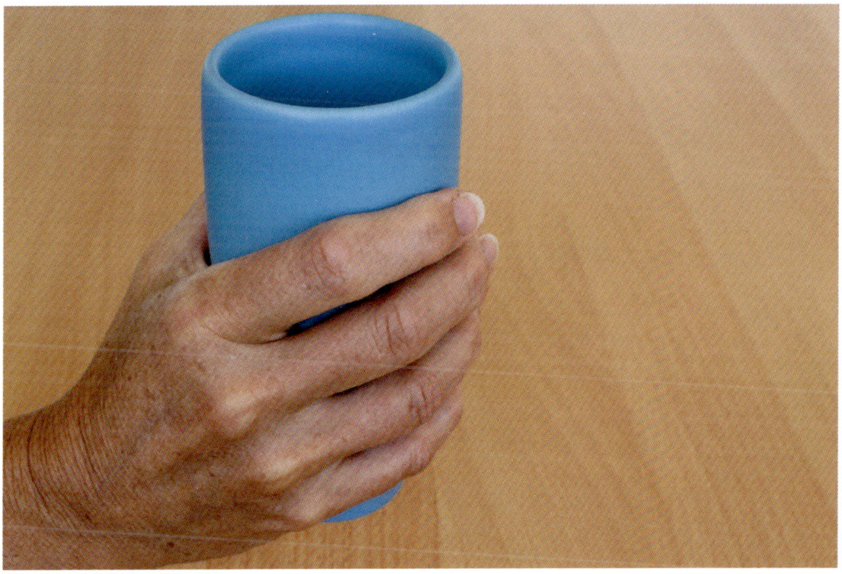

Abb. 73 | Aufbau des Handgewölbes
Abb. 74 | Greifen aus dem Handteller

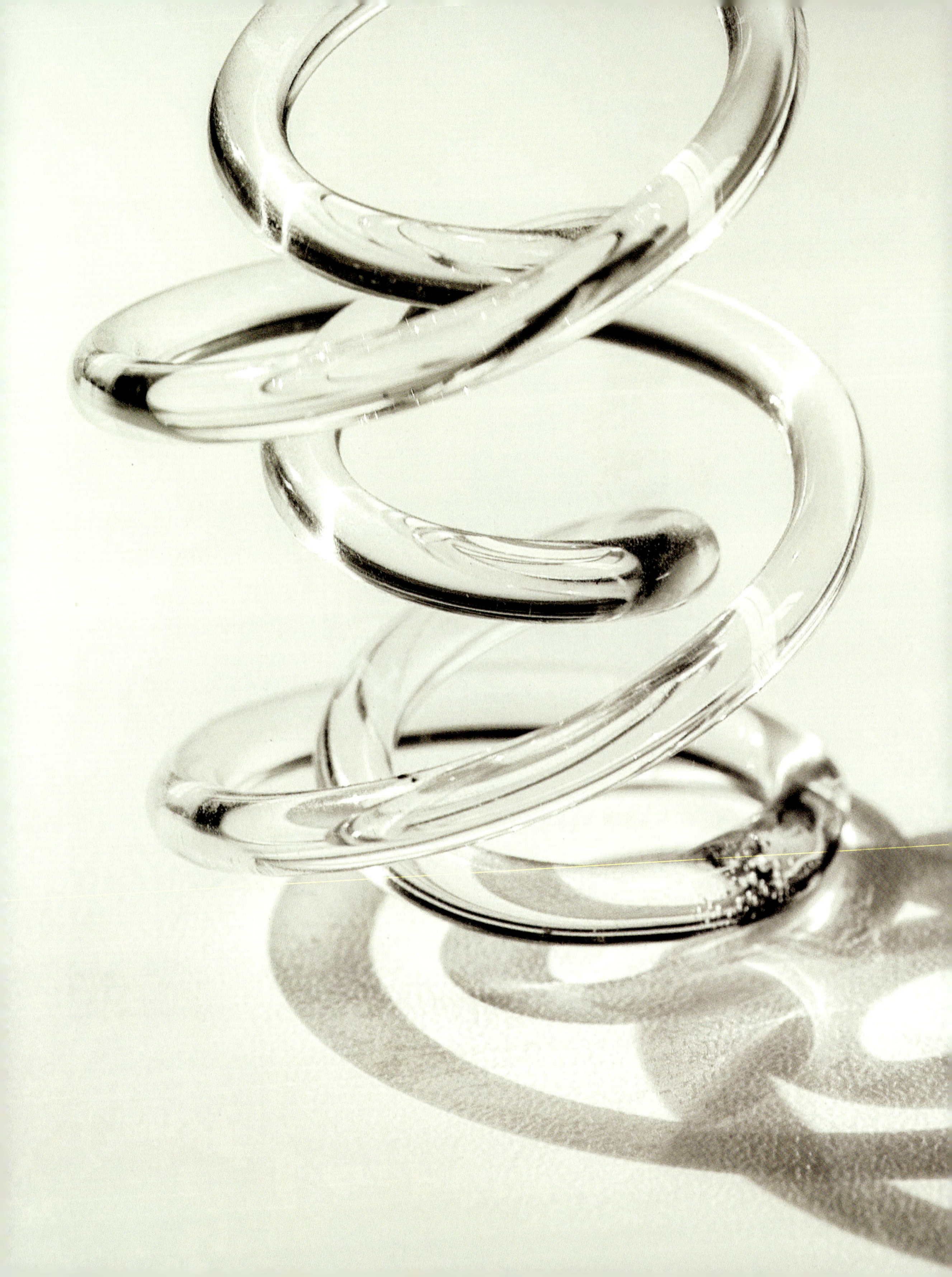

9 Beine und Füsse gerade und tragend

Die Beine und Füsse tragen Sie durchs Leben und ermöglichen Ihnen, nach vorne auszuschreiten. Sie ermöglichen uns, einen Weg zu gehen und „Fortschritte" zu machen; Sie können laufen, springen, tanzen. Voraussetzung für gesunde Beine und schmerzfreie Knie ist eine gerade Beinachse. Die Beinachse wird geprägt durch die Stellung des Oberschenkels im Hüftgelenk und durch die Stellung und Belastung der Füsse.

Die Knie selber sind den Bewegungen im Hüftgelenk und in den Fussgelenken sozusagen „ausgeliefert". Das heisst, gesunde und stabile Knie können nur durch Koordination in Hüfte und Fuss erreicht werden. Bei Knieproblemen ist der Einbezug der Koordination von Hüften und Füssen zwingend erforderlich. Für das aufgerichtete Stehen und Gehen benötigen Sie ein stabiles Fundament. Knick- und Spreizfüsse sind einem eleganten menschlichen Gang nicht förderlich. Umgekehrt gilt auch: Gesunde Füsse können selten gesund bleiben, wenn die Wirbelsäule nicht aufgerichtet ist, das Becken nach vorne gekippt ist, die Knie nach hinten durchgedrückt und nach innen gedreht sind. Wenn Sie lernen, die Beine und Füsse möglichst gerade zu richten, die Ferse aufzurichten und den Vorfuss zu aktivieren, sind Sie bereits gut unterwegs.

Beine und Füsse auf einen Blick

Daran erkennen Sie anatomisch koordinierte Beine und Füsse:

Die Innenpunkte von Knie, Wadenmuskel und Fussknöchel berühren sich. Häufige Abweichungen sind X- und O-Beine.

Die Kniescheiben schauen gerade nach vorne in die gleiche Richtung wie die Füsse.

Die Knie sind nicht nach hinten durchgedrückt.

Von hinten betrachtet stehen die Fersen gerade.

Die Aussenkanten der Füsse haben Bodenkontakt. Auf der Innenseite sind die Längsgewölbe sichtbar.

Beim unbelasteten Fuss ist das Quergewölbe sichtbar, unter Belastung ist es aktiviert.

ORIENTIERUNGSREISE ZU IHREN BEINEN UND FÜSSEN

Zu den Beinen gehören der Oberschenkelknochen, der Unterschenkel mit Schien- und Wadenbein und der Fuss. Oberschenkel und Unterschenkel sind über das Kniegelenk miteinander verbunden.

Vorne am Kniegelenk befindet sich die Kniescheibe, diese ist in der Sehne des vierköpfigen Oberschenkelmuskels eingelagert. Deshalb kann sie bei ungleichmässiger Aktivität dieses Muskels sowie Beinachsenabweichungen zur Seite gezogen werden.

Der Unterschenkel ist über das obere Sprunggelenk mit dem Fuss verbunden. Der Fuss selbst besteht aus Rückfuss (Ferse), Mittelfuss und Vorderfuss mit den Zehen.

Bein und Fuss sind spiralig organisiert. Der Oberschenkel dreht tendenziell nach aussen, der Unterschenkel nach innen, die Ferse wiederum nach aussen, der Vorderfuss nach innen. Der Fuss selber ist so gebaut, dass der Mensch trotz der kleinen Standfläche ein Leben lang gut unterwegs sein kann. Ertasten Sie Ihre Beine von den Zehen bis zum Becken und umgekehrt.

3 Übungen für Beine und Füsse

ÜBUNG 32

Die Füsse verwurzeln

Richtig auf den Füssen zu stehen, wirkt sich auf den gesamten Körper aus. Durch die Nervenzellen an den Fusssohlen gelangt eine Vielzahl von Informationen ins Gehirn. Jede Druckveränderung wird an die Haltungsmuskulatur weitergeleitet. Im Idealfall bleiben Sie jederzeit in einem wohlgespannten Gleichgewicht. Dabei ist die Ferse lotrecht aufgestellt und Gross- sowie Kleinzehengrundgelenk haben gleichwertigen Bodenkontakt. Häufig knickt die Ferse aber nach innen, eine Fehlbelastung, die bereits im Stehen, spätestens aber unter Belastung beim Gehen, Laufen und Springen sichtbar wird. Seltener kippt die Ferse nach aussen. Hier gilt ebenfalls: Die Ferse soll gerade stehen, sodass die Mittellinie der Achillessehne senkrecht steht. Der Vorfuss, insbesondere das Grosszehengrundgelenk, hat guten Bodenkontakt. Die Fussgewölbe sind intakt.

BEGINN

Bitten Sie jemanden, die Stellung Ihrer Fersen zu überprüfen. Stellen Sie sich auf beide Füsse. Nun soll Ihr Partner, Ihre Partnerin die Fersen von hinten betrachten. Stehen die Fersen gerade, verläuft die Mittellinie der Achillessehne senkrecht? Was passiert mit den Fersen, wenn Sie sich auf ein Bein stellen? Was, wenn Sie hochspringen und landen?

ÜBUNG

Stellen Sie nun Ihre Fersen lotrecht ein. Die Richtung der Korrektur ist abhängig von der Fehlstellung. Beachten Sie zudem die zentrierte Beckenstellung und die Ausrichtung der Wirbelsäule in die Länge. Die Ferse bekommt dadurch eine entscheidende Unterstützung. Lassen Sie sich von Ihrem Partner, Ihrer Partnerin bestätigen, wann Ihre Ferse gerade aufgestellt ist. Verinnerlichen Sie sich das neue Fersengefühl und stellen Sie sich vor, als wüchsen Wurzeln aus der Ferse, dem Grosszehen- und dem Kleinzehengrundgelenk.

BEOBACHTEN

Die Knie sind nicht nach hinten durchgedrückt. Sie schauen gerade nach vorne und fühlen sich in den Kniekehlen lang an. Gross- und Kleinzehengrundgelenk haben gleichwertigen Bodenkontakt.

IM ALLTAG

Beachten Sie im Stehen Ihre Fersenstellung und die Vorfussbelastung.

Bevor Sie die Fersenstellung korrigieren, richten Sie immer zuerst Ihr Becken auf.

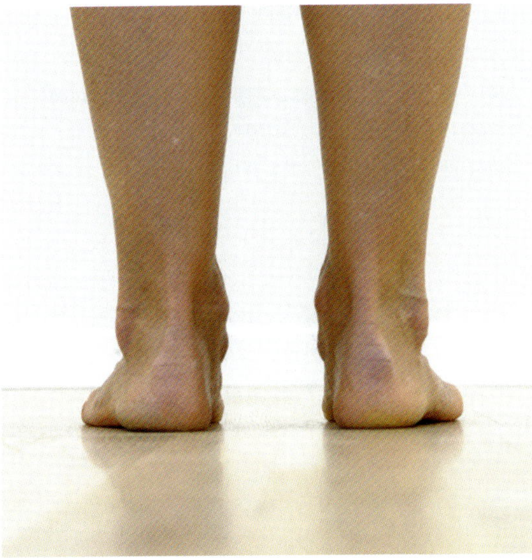

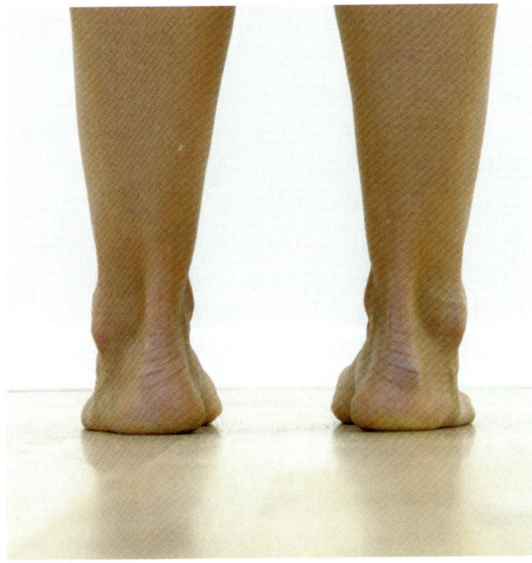

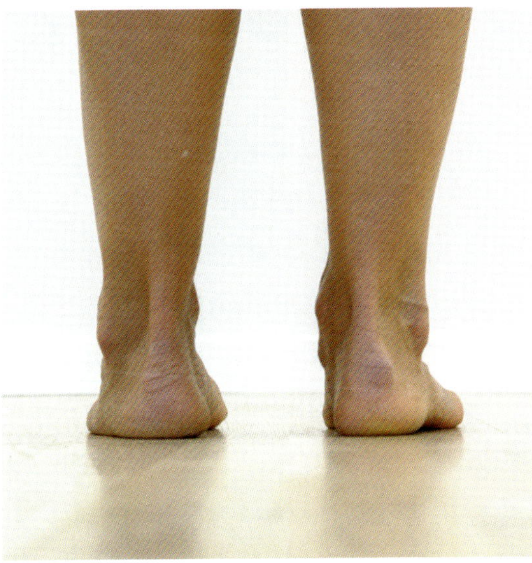

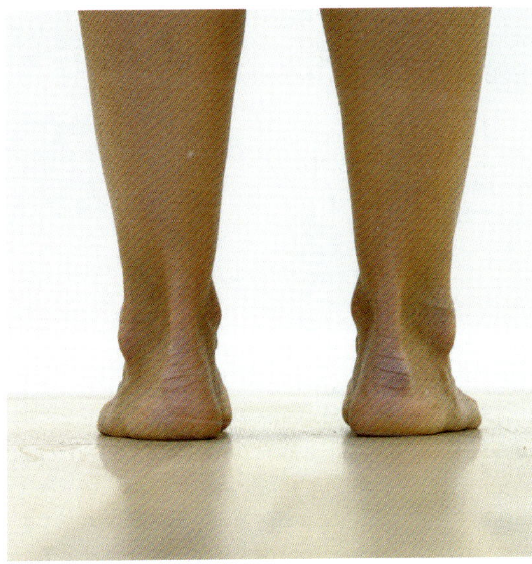

Abb. 75 | Die Fersen knicken nach innen

Abb. 76 | Die Fersen knicken nach aussen

Abb. 77 | Die linke Ferse knickt nach aussen, die rechte nach innen

Abb. 78 | Die Fersen stehen lotrecht

ÜBUNG 33

Die Beine ausrichten

Zu einer aufgerichteten Haltung gehören auch gerade und unverdrehte Beinachsen: Die Füsse und die Knie schauen gerade nach vorne und stehen lotrecht übereinander. Die Beckenstellung und die Koordination der Füsse bestimmen wesentlich den Verlauf der Beinachsen. Zum Beispiel: Ist das Becken nach vorne geneigt, drehen die Oberschenkel und damit das Knie nach innen, Daraus folgen X-Bein-Stellung und Knickfüsse. Bei O-Beinen ist die Verkettung umgekehrt. Aber aufgepasst: Es gibt vielfältige Beinachsenabweichungen und Varianten, sie entsprechen nicht immer den genannten Mustern.

BEGINN

Stellen Sie sich mit parallel ausgerichteten Füssen vor einen Spiegel und lassen Sie von der aufgerichteten Ferse und dem Vorfuss Wurzeln wachsen. Richten Sie Ihr Becken auf.

ÜBUNG

Richten Sie die Aufmerksamkeit auf Ihre Knie; diese sollten gerade nach vorne über die Füsse zeigen. Nun beugen Sie die Knie etwas und kontrollieren, ob die Knie weiterhin über die Füsse zeigen. Strecken Sie nun die Beine wieder, indem Sie den Kontakt des Grosszehengrundgelenks mit dem Boden etwas verstärken und mit dem Scheitelpunkt nach oben wachsen. Das Becken ist und bleibt aufgerichtet. Die Füsse bleiben parallel. Beinstreckung heisst hier an Länge gewinnen, nicht Durchdrücken der Knie nach hinten. Wiederholen Sie dieses Beugen und Strecken mehrere Male. Anspruchsvoller: Holen Sie Anlauf in der Hocke, springen Sie von beiden Füssen hoch und landen Sie wieder – mit koordinierten Beinachsen.

BEOBACHTEN

Beim Schwungholen und beim Landen sollen die Fersen aufgerichtet bleiben und die Knie ihre gerade Ausrichtung nach vorne behalten.

IM ALLTAG

Üben Sie die Ausrichtung der Beine, wenn Sie sich setzen und wieder aufstehen. In dieser alltäglichen Bewegung sinken die Knie häufig nach innen und die Füsse rutschen nach aussen. Das schadet Ihren Knien und auch die Füsse werden jedesmal empfindlich fehlbelastet. Sollten Sie sich das nächste Mal bei diesem Fehlmuster ertappen: Führen Sie die Bewegung umgehend nochmals aus, diesmal aber anatomisch richtig.

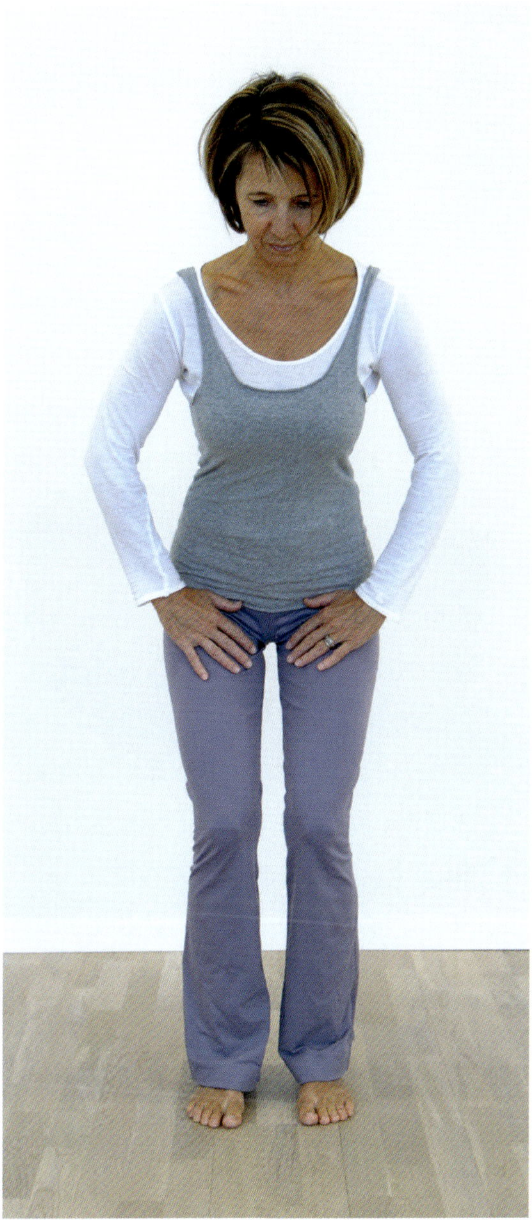

Abb. 79 | Die Knie zeigen über die Füsse

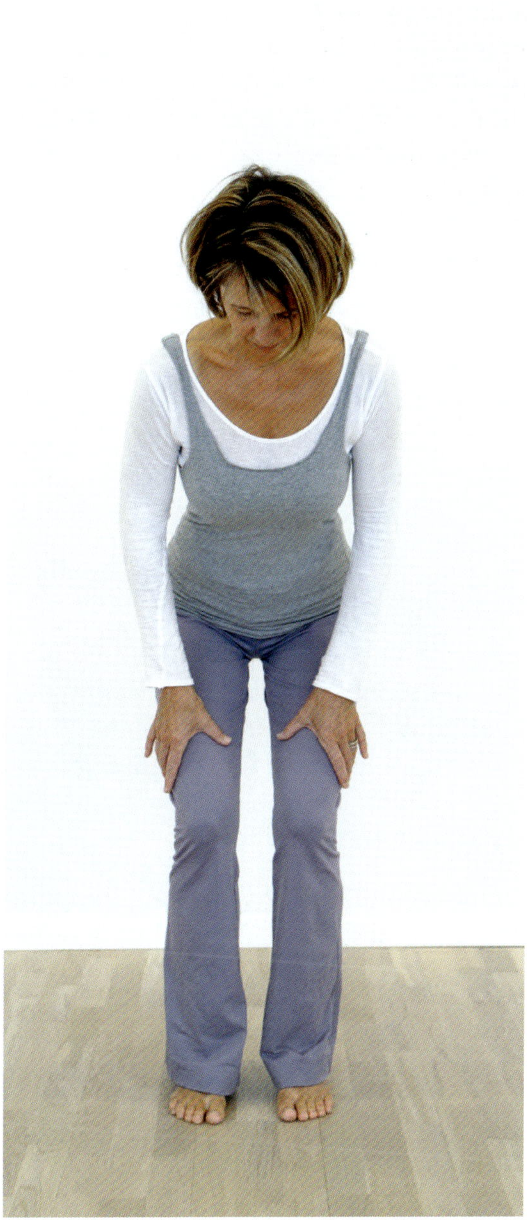

Abb. 80 | Die Knieposition kontrollieren

ÜBUNG 34

Kraft in den Hüftgelenken

Falls Ihre Knie beim Gehen nach innen zeigen, ist das ein Zeichen dafür, dass der Oberschenkel im Hüftgelenk nicht genügend nach aussen gedreht wird. Kräftigen Sie mit der folgenden Übung die Aussendreher des Hüftgelenkes, sodass diese Muskulatur Ihnen hilft, das Knie beim Gehen nach vorne ausgerichtet zu behalten.

BEGINN

Legen Sie sich auf die Seite. Nacken und Kreuz sind lang. Das untere Bein ist gestreckt. Das obere Bein ist in Hüfte und Knie im 90°-Winkel gebeugt, es liegt parallel zur Unterlage in der Luft.

ÜBUNG

Bewegen Sie nun im Sekundentakt den oberen Fuss auf und ab, ohne ihn auf der Unterlage abzustellen. Beachten Sie, dass diese Bewegung aus dem Hüftgelenk kommt. Ziel ist, dass Sie 20 Wiederholungen schaffen.

BEOBACHTEN

Das Becken bleibt während der Übung ruhig.

IM ALLTAG

Falls Ihre Oberschenkel und damit Ihre Knie im Alltag gewohnheitsmässig nach innen drehen, kräftigen Sie Ihre Aussendreher im Stehen: Die Füsse nach vorne ausrichten, Becken aufrichten und die Oberschenkel so weit nach aussen drehen, bis die Knie über die Füsse zeigen. Die Grosszehe behält guten Bodenkontakt.

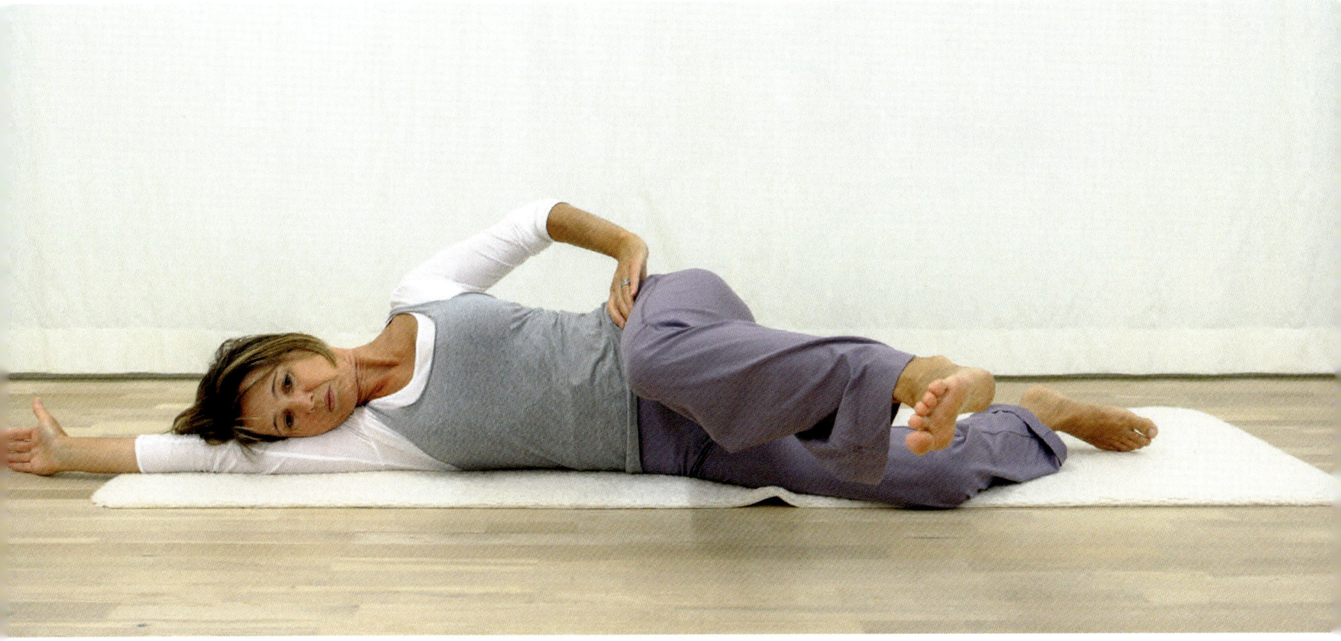

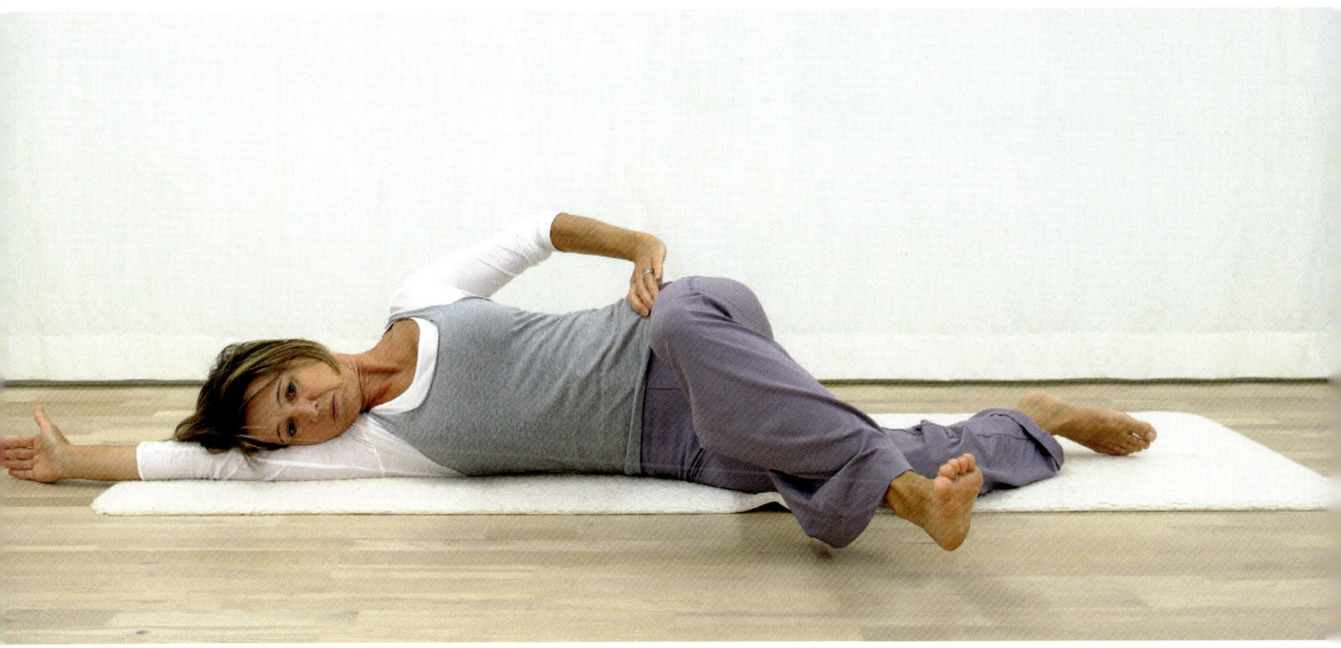

Abb. 81 | Das obere Bein ausrichten

Abb. 82 | Der Fuss bewegt sich nach unten

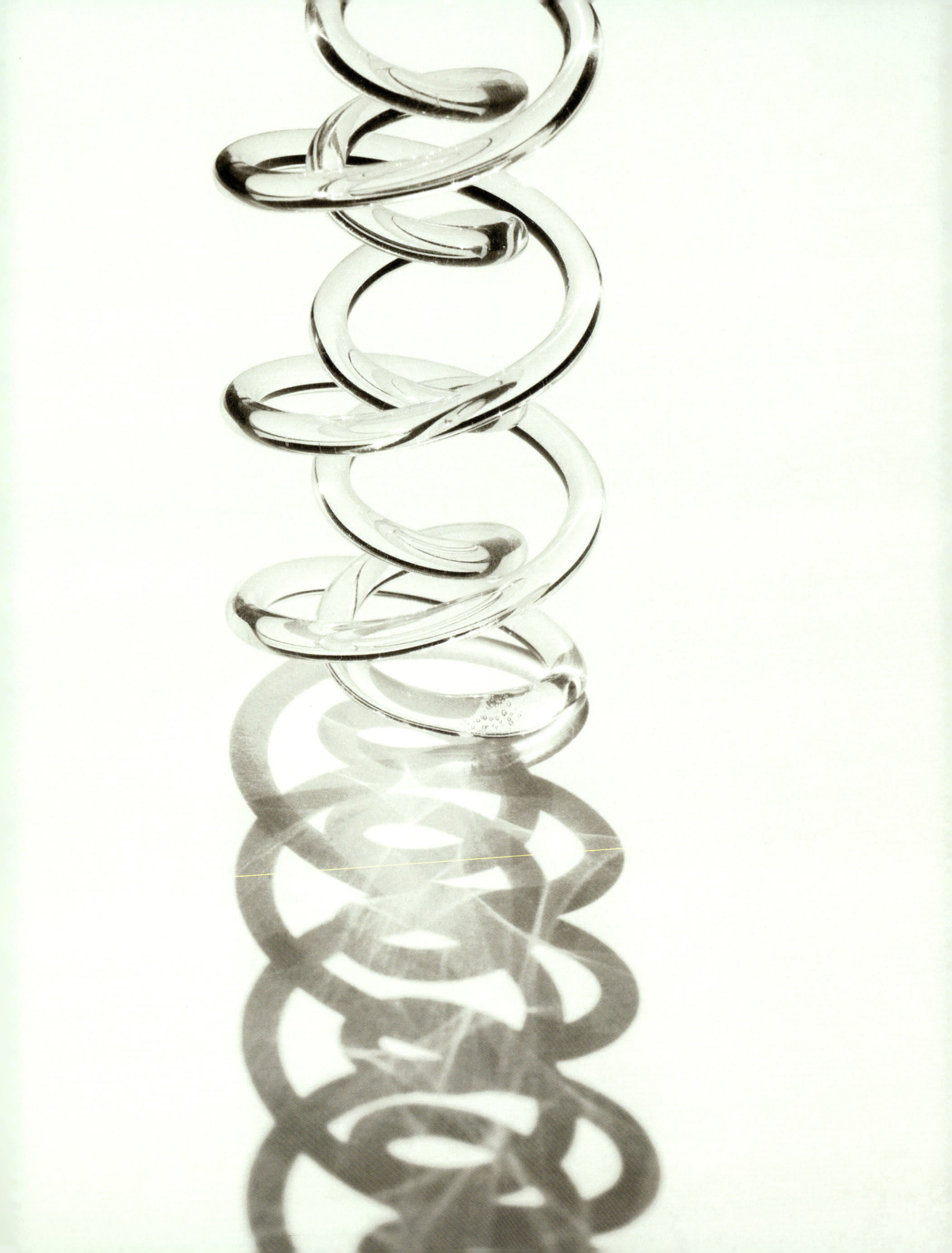

10 Stehen
Ausgerichtet von Kopf bis Fuss

Stehen bedeutet, auf den eigenen Füssen zu stehen. Auf die Füsse zu kommen, war in Kinderjahren schon einmal ein Thema, es war sogar ein Meilenstein der persönlichen Entwicklung. In der Zwischenzeit wurde das Stehen auf den Füssen zur Selbstverständlichkeit und ist für viele Menschen weitgehend unbewusst. Die Erdung über die Füsse wieder wahrzunehmen, den Boden unter den Füssen wieder zu spüren, gleicht einer wahren Entdeckungsreise. Durch die Übungen können Sie zudem erfahren, dass Stehen etwas sehr Dynamisches ist, eine „zur Ruhe gekommene Beweglichkeit".

Wenn Sie von Berufs wegen viel stehen müssen, ist die aufgerichtete Körperhaltung wesentlich. Ebenso wichtig ist, dass Sie das Stehen immer wieder mit Bewegung unterbrechen: auf den Füssen wippen, einige Schritte gehen, einen Fuss hochstellen, auf einer instabilen Unterlage balancieren, die Füsse mit einem Igelball massieren.

3 Übungen für das Stehen

ÜBUNG 35	**Freies Stehen im Lot**
ÜBUNG 36	**Wenn der Boden wackelt**
ÜBUNG 37	**Sanfte Ausdehnung**

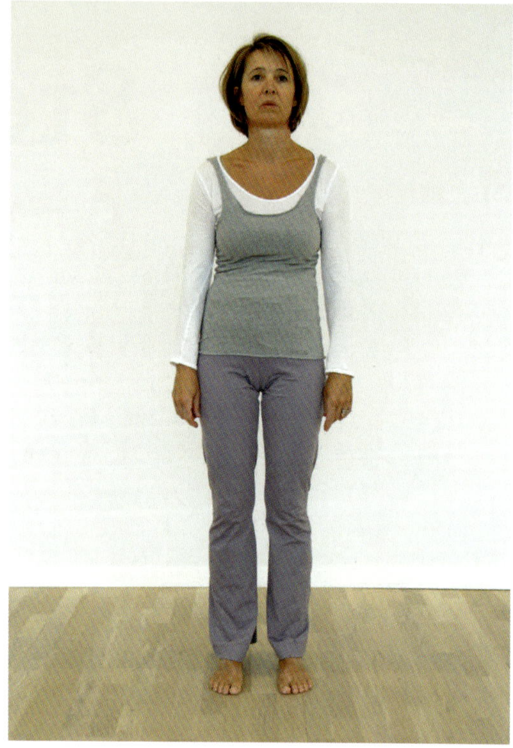

Abb. 83 | Zusammengesunken stehen

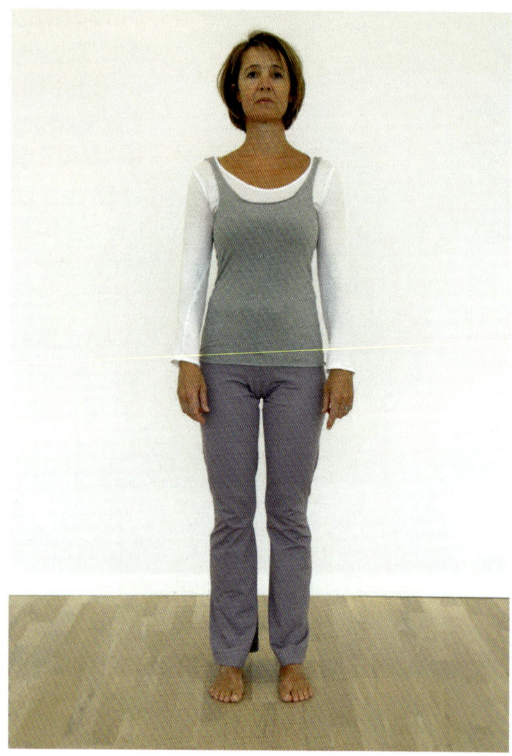

Abb. 84 | Aufgerichtet stehen

ÜBUNG 35

Freies Stehen im Lot

Nachdem Sie das aufgerichtete Stehen an einer Kante geübt haben, die Füsse verwurzelt und die Beine ausgerichtet sind, folgt nun das freie Stehen, wie Sie es im Alltag kennen: Sie stehen beim Zähneputzen, Kochen, warten auf die Bahn. Sie stehen aber auch vor Menschen: vor den Partnern, Kindern, im Beruf, als Lehrperson, Führungskraft, vor Kundinnen und Kunden, Vorgesetzten und Untergebenen. Sie stehen etwas durch, haben einen Standpunkt, Sie sind im Lot oder eben aus dem Lot, auf wackligen Beinen, ohne Boden unter den Füssen, mit mangelndem Rückgrat. Werden Sie sich in der folgenden Übung bewusst, dass die Ausrichtung Ihres Körpers Sie ins Lot bringt, Ihnen Rückgrat und Spannkraft gibt und Ihnen eine Ausstrahlung von Authentizität, Präsenz und Würde verleiht.

BEGINN

Stellen Sie sich vor einen Spiegel oder bitten Sie einen Partner, eine Partnerin, Sie zu spiegeln, das heisst, Ihnen mitzuteilen, was er oder sie beobachtet.

ÜBUNG

Nehmen Sie verschiedene „schlechte" Haltungen ein. Beachten Sie, wie Sie wirken. Verändern Sie die Haltung in eine aufgerichtete Haltung, indem Sie Kopf und Becken zentrieren. Wie wirkt das? Ändern Sie auch mal nur auf subtilste Weise Ihre Haltung: Schieben Sie leicht den Kopf aus dem Lot, kippen Sie leicht das Becken Richtung Hohlkreuz. Was beobachten Sie? Wie wirken durchgedrückte Knie? Was geschieht, wenn Sie sich für die aufgerichtete Haltung anstrengen, sich mit Kraft zurechtrücken? Experimentieren Sie mit diesem Zusammenspiel von Körperhaltung und Wirkung. Suchen Sie die anstrengungslose Aufrichtung, das Lot. Wie fühlen Sie sich? Können Sie Ihre Kraft und Präsenz wahrnehmen? Vielleicht sind Sie überrascht, sich selbst so zu erfahren. Sie fühlen sich, als würde ein neuer Mensch dastehen? Lassen Sie sich Zeit für diese Erfahrung. Das Lot wird für Sie so anziehend sein, dass Sie sich eines Tages gar nicht mehr vorstellen können, sich nicht daran auszurichten.

BEOBACHTEN

Führen Sie die Übung langsam und anstrengungslos aus. Vermeiden Sie übertriebene Fehlhaltungen und ruckartiges Korrigieren.

IM ALLTAG

Richten Sie sich immer wieder im Lot aus. Insbesondere, wenn Sie sich in einer für Sie anspruchsvollen Situation befinden, zum Beispiel wenn Sie Durchsetzungskraft oder Mut brauchen, aber auch, wenn Sie Offenheit zeigen und gleichzeitig bei sich bleiben möchten.

ÜBUNG 36

Wenn der Boden wackelt

Das Üben auf unsicherem Terrain ist eine hervorragende Übung zum Thema „Zentriert bleiben in anspruchsvollen Situationen". Das Leben hält ja immer wieder Überraschungen für uns bereit, so dass sich der Boden unter den Füssen nicht mehr sehr sicher anfühlt. Nicht von ungefähr kommt die Redewendung „Es hat mir den Boden unter den Füssen weggezogen". In solchen Situationen aufgerichtet und zentriert zu bleiben, kann konkret über den Körper geübt werden, sodass uns die körperliche Wahrnehmung auch eine sehr konkret erfahrbare Hilfe ist.

BEGINN

Stellen Sie sich auf eine Balancierscheibe, ein mehrfach gefaltetes Handtuch, eine Wolldecke oder sonstige leicht instabile Unterlage. Falls Sie sturzgefährdet sind, üben Sie bitte in Griffnähe eines Geländers.

ÜBUNG

Überprüfen Sie zuerst, wie stabil Sie sich fühlen. Experimentieren Sie dann mit Ihrer Körperhaltung: Was verändert sich durch die Beckenbodenaktivität? Durch die Verlängerung der Wirbelsäule bis zum Scheitelpunkt? Machen Sie auch mal einen zügigen Schritt direkt auf die wacklige Unterlage und beobachten Sie, ob Sie sich bereits auf Ihre Aufrichtung und damit Stabilität verlassen können.

BEOBACHTEN

Der Kiefer und die Schultern bleiben entspannt. Nehmen Sie wahr, dass vor allem die Verlängerung der Wirbelsäule es Ihnen ermöglicht, die Schultern entspannt zu lassen.

IM ALLTAG

Wenn sie das nächste Mal auf unebenem Boden unterwegs sind, wenden Sie Ihre Erfahrung an.

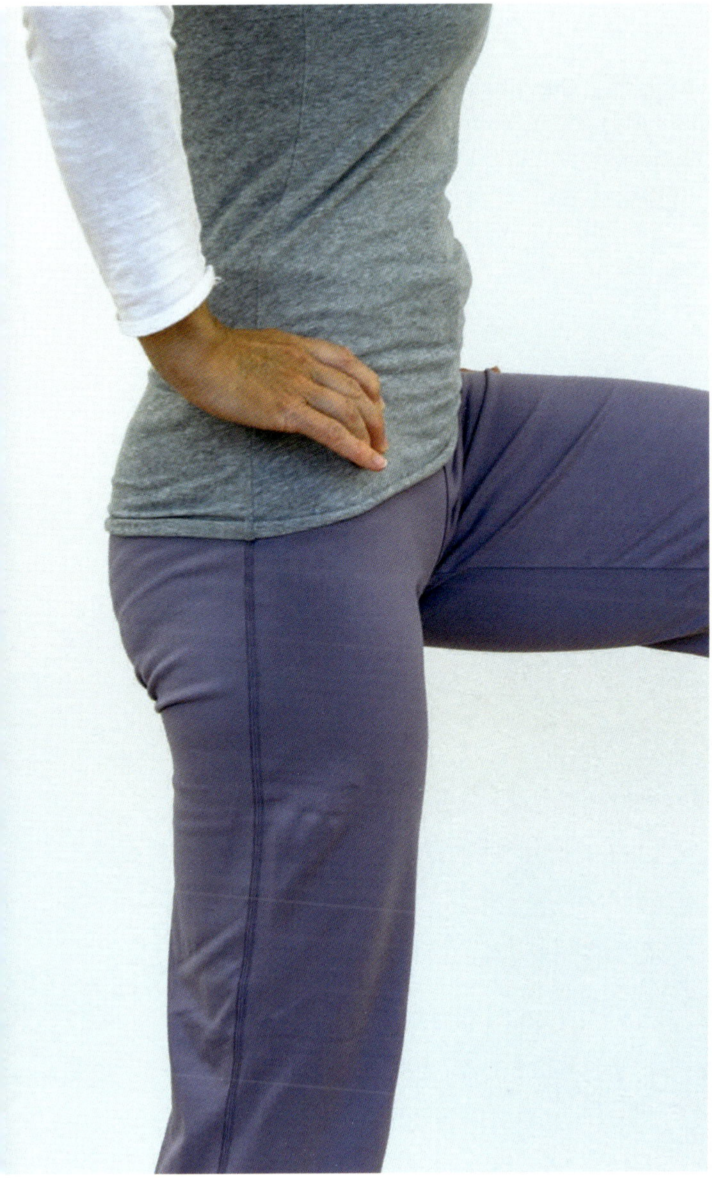

Abb. 85 | Die Beckenstellung kontrollieren

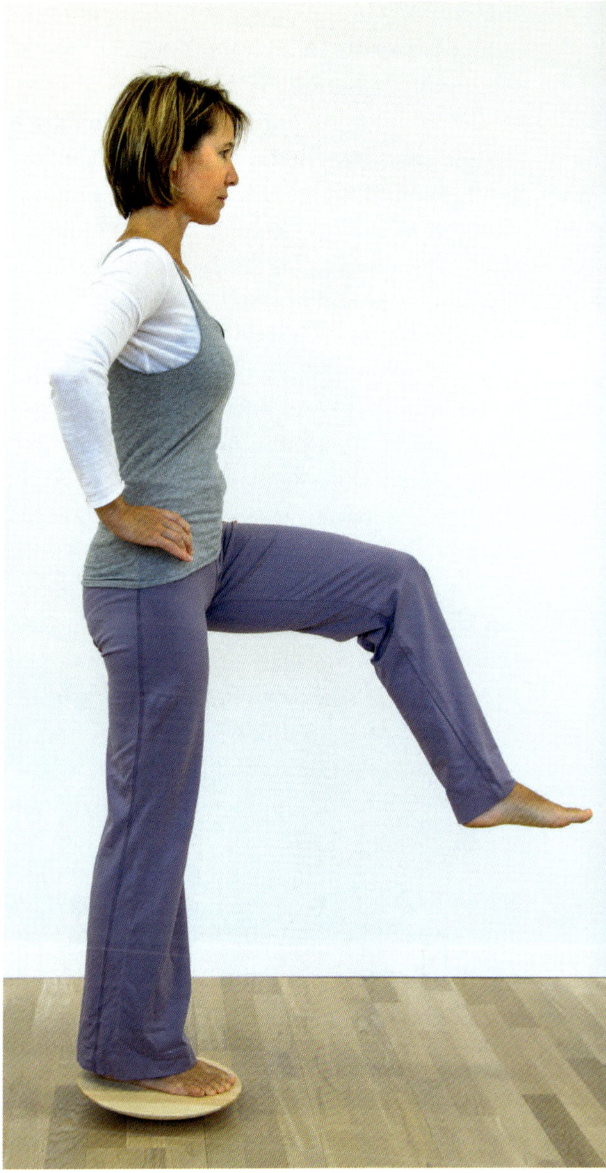

Abb. 86 | Stehen auf einer beweglichen Unterlage

ÜBUNG 37

Sanfte Ausdehnung

Stehen soll anstrengungslos und angenehm sein: Je besser Sie Ihren Körper wahrnehmen, desto subtiler können Sie ihn immer wieder ins Lot bringen und dort sich „einfinden" lassen, von Moment zu Moment, immer wieder neu: Stehen ist nichts Erstarrtes und Rigides, nichts, das Sie mit viel Muskelkraft „machen" müssen. Stehen ist das Erleben der Ihnen innewohnenden elastischen Spannkraft. Der Mensch ist aufgrund seiner „Konstruktion" auf eine angenehme Weise von innen her stabil. Diese Stabilität entsteht durch zahlreiche strukturelle Verbindungen im menschlichen Körper; insbesondere durch das „alles umhüllende Bindegewebe" und die „ alles mit allem verbindenden Faszien". Diese durchziehen Ihren Körper wie ein Netz und sorgen für die Aufhängung von Organen, den Raum in den Gelenken und dafür, dass Sie wohlgespannt sind. Die Vorstellung, dass Sie sich in alle Raumrichtungen ausdehnen und aufspannen, gibt Ihnen von innen einen angenehmen Halt.

BEGINN

Stellen Sie sich aufgerichtet hin. Nehmen Sie Ihren Atem wahr. Die Füsse sind mit dem Boden verwurzelt. Der Scheitelpunkt wächst nach oben.

ÜBUNG

Stellen Sie sich nun vor, wie sich Ihr Körper in alle Richtungen von innen her ausdehnt und sich dabei stabilisiert. Überall entsteht angenehme Stützkraft.

BEOBACHTEN

Beachten Sie, dass diese Ausdehnung von der Atmung unabhängig ist. Die Atembewegungen schwingen durch Ihren aufgerichteten Körper.

IM ALLTAG

Integrieren Sie dieses zentrierte, aufgerichtete und ausdehnende Stehen von jetzt an in Ihren Alltag.

Es gilt das Rund-um-die-Uhr-Prinzip*: Das erwachte Haltungsbewusstsein wird Ihre Haltung auf Dauer prägen.*

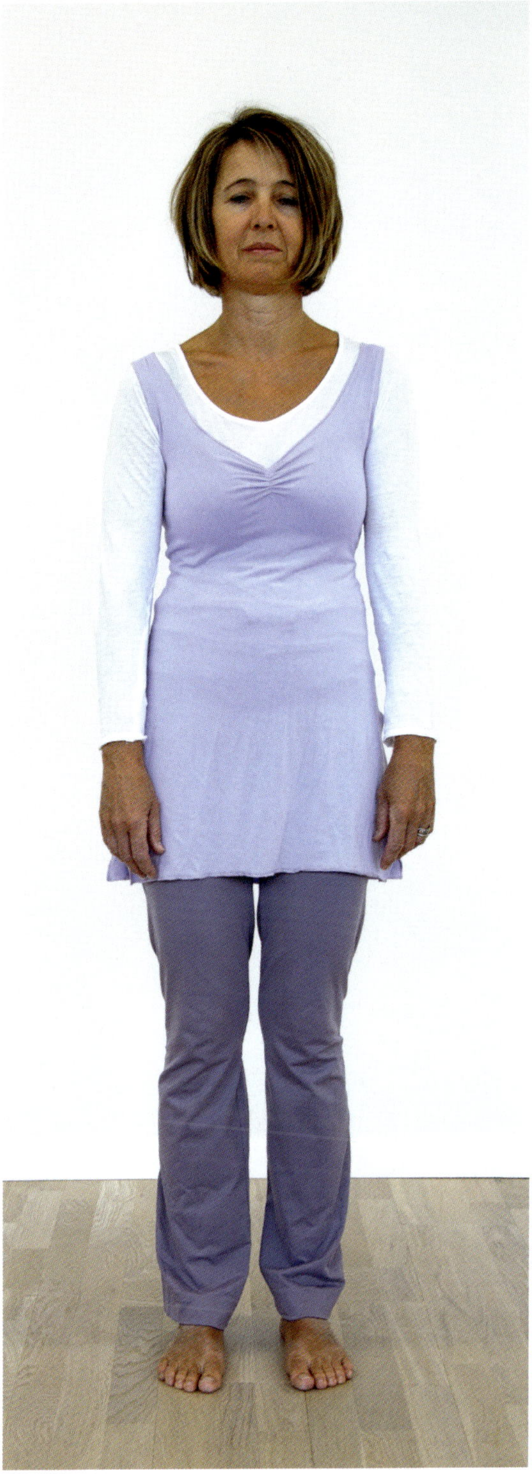
Abb. 87 | Stehen ohne Ausdehnung

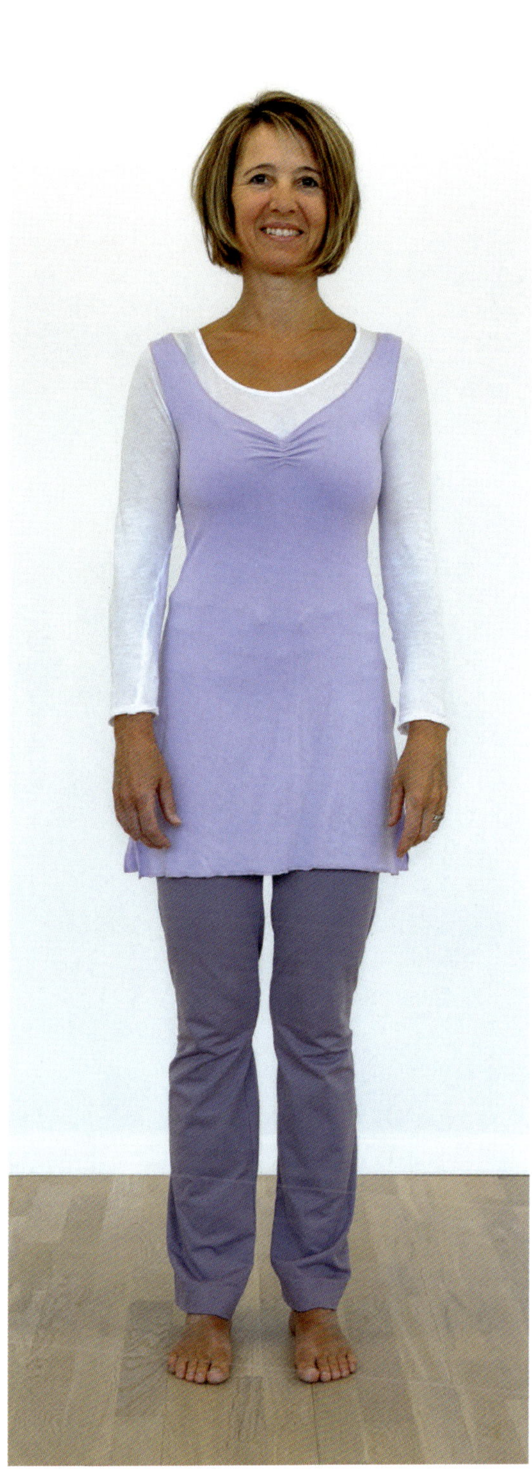
Abb. 88 | Stehen mit Ausdehnung

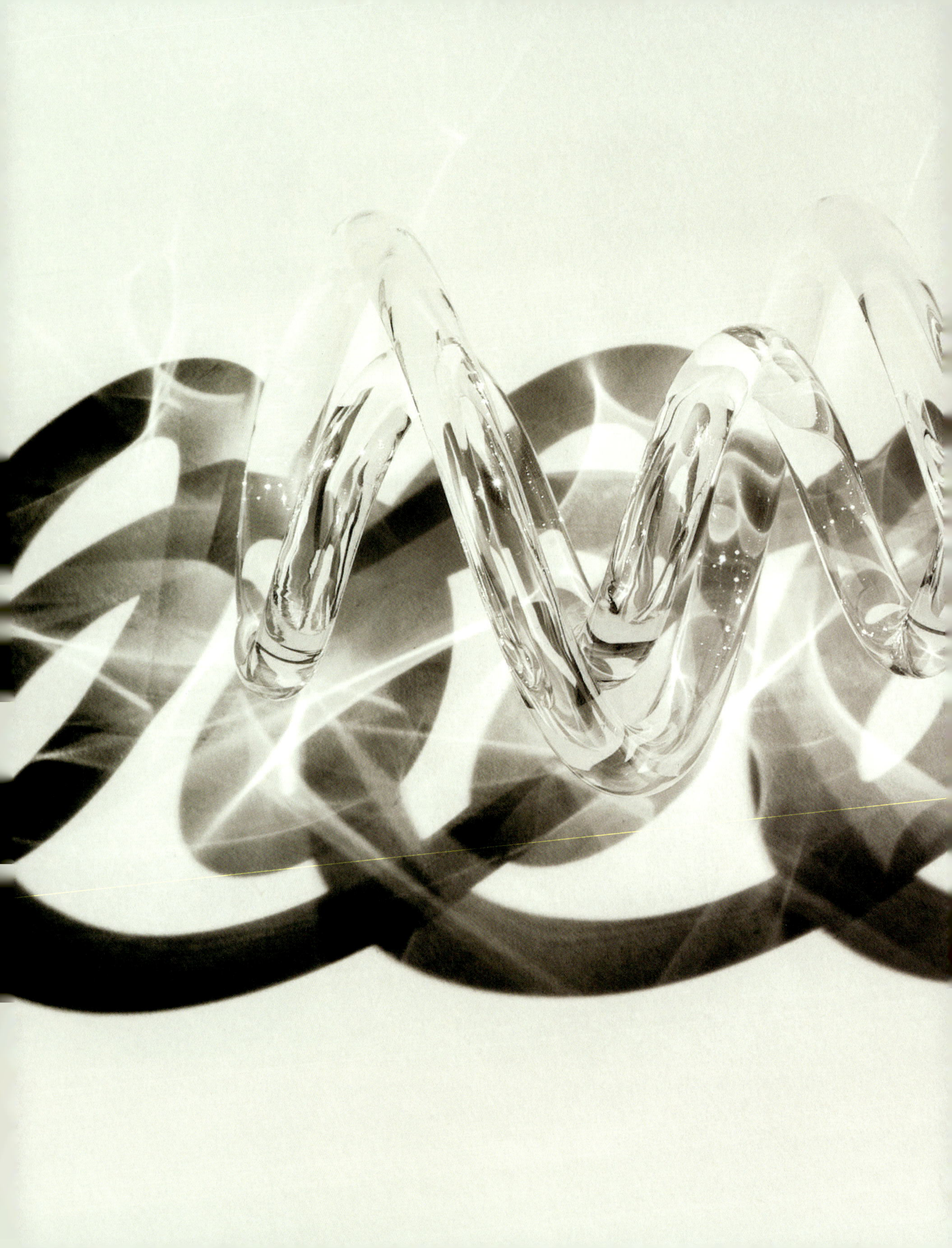

11 Gehen Schwingen ums Lot

Der nächste Schritt besteht nun darin, das Aufrichteprinzip in die Fortbewegung zu integrieren. Sie möchten im Stehen eine aufgerichtete Haltung haben und diese, wenn Sie einen Schritt nach vorne tun, aufrecht erhalten können.

Da die so genannte „gute Haltung" häufig dem Sitzen und Stehen zugeordnet wird, entgeht vielen Menschen die Bedeutung der aufgerichteten Wirbelsäule im Gehen. Mit den folgenden Übungen lernen Sie, die Aufrichtung ins Gehen zu übertragen. Besondere Aufmerksamkeit bekommt wiederum das Becken. Das Becken bewegt sich beim Gehen asymmetrisch mit. Es sind nicht nur die Beine, die die Schritte machen. Gehen Sie mal zügig einige Schritte. Sie werden bemerken, dass sich das Becken mit bewegt: Auf der Seite, auf welcher ein Bein vorne ist, ist auch das Becken weiter vorne. Der Schwung des Spielbeines hat die Beckenhälfte mit nach vorne gedreht. So weit, so gut. Da diese Vorwärtsbewegung des Beckens aber häufig mit einem Hohlkreuz kombiniert ist, kommt es für die Bandscheiben der Lendenwirbelsäule und die kleinen Wirbelgelenke zu einer schädigenden Belastung. Bleibt das Becken beim Gehen hingegen aufgerichtet, kommt es zu gleichmässig verteilten Belastungen, für welche der Körper bestens ausgerüstet ist. Wird zudem der gesamte Körper zwischen Boden und Scheitelpunkt ausgerichtet, hat das Becken die Möglichkeit, sich auf der Standbeinseite nah dem Lot optimal zu organisieren – eine Wohltat für die Hüftgelenke. Erleben Sie mit den folgenden Übungen die neue Kunst des Gehens: das beschwingte Zusammenspiel zwischen einem stabilen Standbein und einem mobilen Spielbein, zwischen ausgerichteten Füssen, unverdrehten Beinachsen und einer zur vollen Grösse aufgerichteten Wirbelsäule.

Was für ein Gefühl!

8 Übungen für das Gehen

ÜBUNG 38	**Gehen wie ein Storch**
ÜBUNG 39	**Das stabile Kreuz beim Gehen**
ÜBUNG 40	**Treppen steigen**
ÜBUNG 41	**Vitale Füsse**
ÜBUNG 42	**Der Boden trägt**
ÜBUNG 43	**Lebenslauf oder Müssiggang**
ÜBUNG 44	**Beschwingtes Gehen**
ÜBUNG 45	**In Würde durchs Leben schreiten**

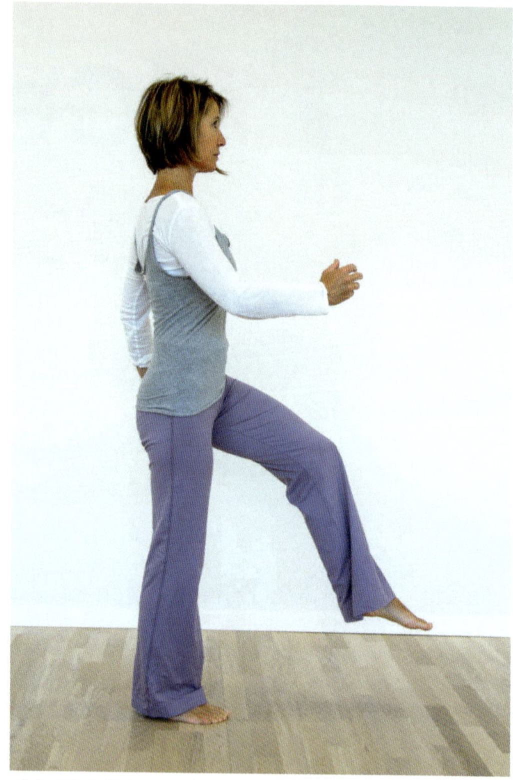

Abb. 89 | Gehen wie ein Storch

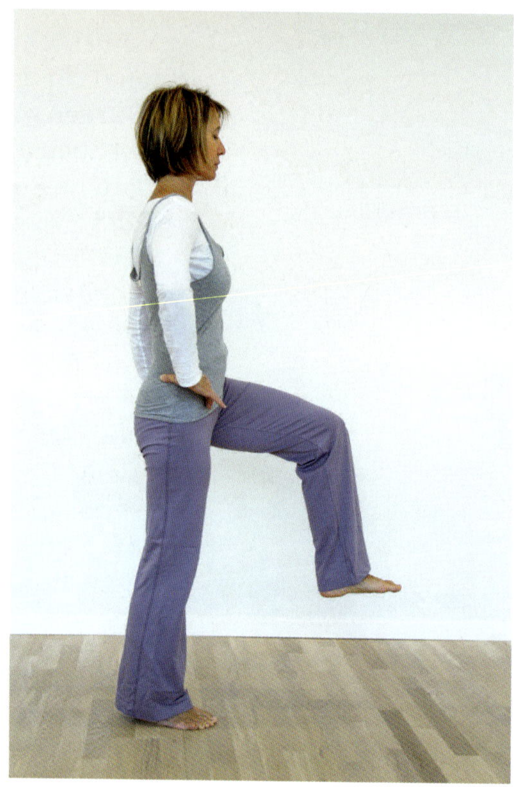

Abb. 90 | Das Becken bewegt sich auf der Aussenspirale

ÜBUNG 38

Gehen wie ein Storch

Das stabile Standbein kennen Sie bereits. Nun geht es einen Schritt weiter: Dynamisch wechseln Sie das Standbein. Einmal ist das rechte Bein Ihr Standbein, einmal das linke. Um diesen Wechsel deutlich wahrzunehmen und zur Kräftigung der stabilisierenden Muskulatur, üben Sie den Storchengang.

BEGINN

Gehen Sie einige Schritte, wie Sie das gewohnt sind, und registrieren Sie, wie sich Ihr Gang anfühlt.

ÜBUNG

Nun starten Sie neu und beginnen Sie im stabilen Einbeinstand, das Spielbein ist angehoben. Machen Sie jetzt einen Schritt vorwärts und stabilisieren sich erneut im Einbeinstand. Erinnern Sie sich, dass sich die Standbeinseite zwischen Fusssohle und Scheitelpunkt verlängert. Das Becken ist aufgerichtet, steht auf der Standbeinseite jeweils tief und dreht etwas vom Bauchnabel weg. Es ist auf der Aussenspirale. Gehen Sie einige Schritte – links, rechts, links, rechts – wie ein Storch von Aussenspirale zu Aussenspirale. Dieser Gang kräftigt die Muskulatur des Standbeines. Nach einigen Storchenschritten gehen Sie wieder normal. Wie fühlt sich Ihr Gang jetzt an?

BEOBACHTEN

Beachten Sie, dass die Aussenspirale bereits mit dem Aufsetzen der Ferse beginnt, so dass sie „vollendet„ ist, wenn das Körpergewicht ganz auf dem Standbein steht. Es sollten keine Korrekturen mehr nötig sein.

Der Storchengang ist eine Vorübung fürs Treppensteigen und Bergaufgehen, aber auch für das Geradeausgehen. Beim Letzteren entsteht ein fliessender dynamischer Wechsel der Standbeinphasen. Die Aussenspirale wird kleiner und diskreter. Durch die Ausrichtung zwischen Boden und Scheitelpunkt und die Dynamik nach vorne erfolgt sie praktisch von alleine.

IM ALLTAG

Überraschen Sie Ihren Körper hin und wieder, indem Sie aus einem zügigen Gehen einen kleinen Test machen und in der Storchenposition stehen bleiben. Können Sie das Gleichgewicht behalten oder wackelt der Storch?

ÜBUNG 39

Das stabile Kreuz beim Gehen

Beim „normalen Gehen" bleibt das Kreuz stabil. Das tönt vielleicht etwas paradox. Doch ist es gerade die Instabilität der Lendenwirbelsäule im Alltag, die vielen Menschen Beschwerden aller Art verursacht. Alles bewegt irgendwie mit, Stabilität scheint nicht in die Bewegung zu passen. Erleben Sie nun die Gleichzeitigkeit von Stabilität und Dynamik.

BEGINN

Legen Sie sich ein zusammengefaltetes Handtuch um die Körpermitte und halten Sie die Enden in den Händen.

ÜBUNG

Stehen Sie zuerst im Hohlkreuz, ohne Aufrichtung, und ziehen Sie an den Tuchenden nach vorne. Wie fühlt sich das an? Vermutlich unangenehm und instabil. Richten Sie nun mit einem Beckenbodenimpuls Ihr Becken auf, verlängern Sie die Wirbelsäule und den Nacken. Machen Sie erneut den Handtuchtest. Jetzt wird sich Ihre Lendenwirbelsäule stabil anfühlen. Gehen Sie nun einige Schritte. Nehmen Sie wahr, dass Ihre Hüftgelenke frei sind, obwohl Ihr Kreuz stabilisiert ist. Variieren Sie Schrittlänge und Tempo.

BEOBACHTEN

Können Sie das stabile Gefühl behalten, auch wenn Sie den Zug am Handtuch lösen? Beachten Sie, dass die Aussenspirale und damit der Tiefstand des Beckens auf der Standbeinseite beim normalen Gehen sehr diskret sind.

IM ALLTAG

Binden Sie sich beim Wandern einen Pullover um, nützen Sie den Verlauf des Hosengurtes oder den unteren Rand Ihres Rucksackes als Erinnerungshilfe für die Beckenstellung.

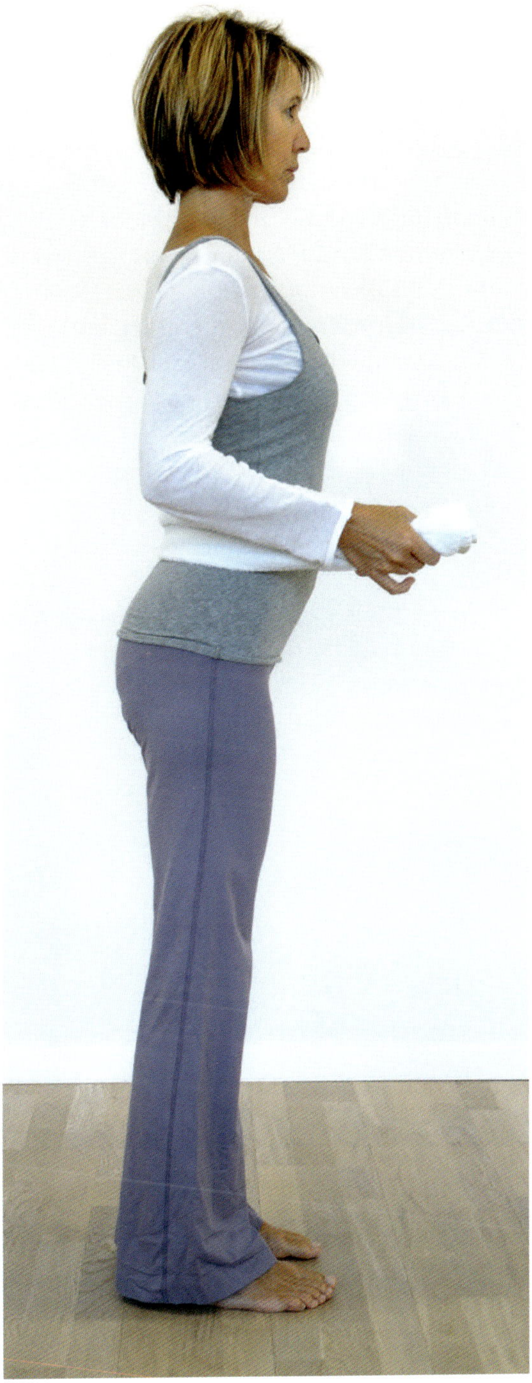

Abb. 91 | Stabilitätstest im Hohlkreuz

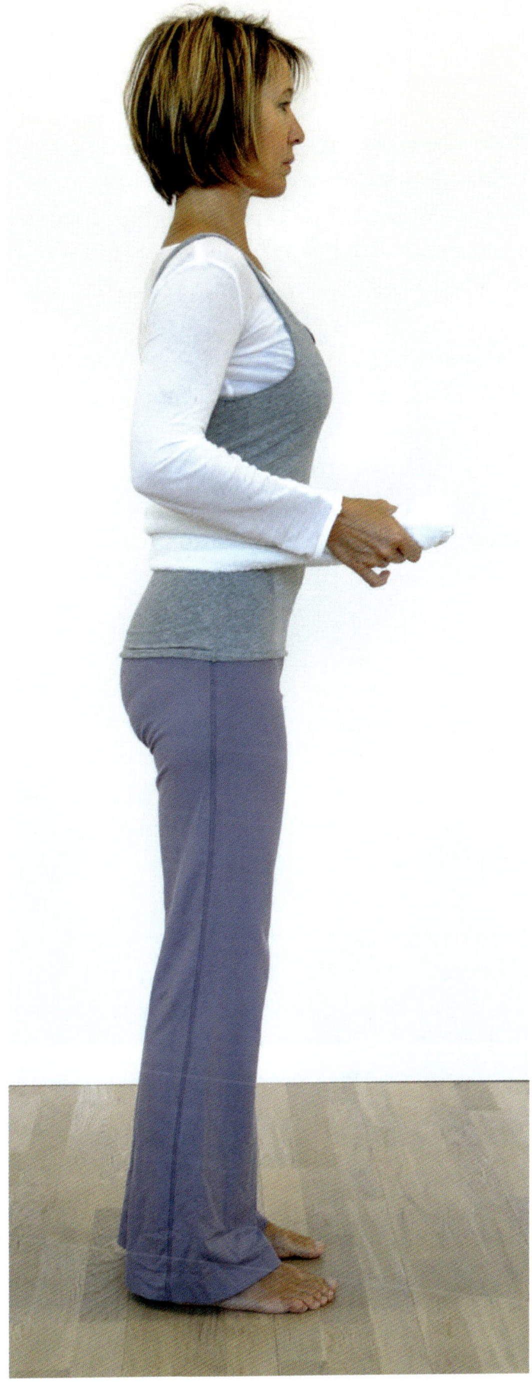

Abb. 92 | Stabilisationstest mit aufgerichtetem Becken

ÜBUNG 40

Treppen steigen

Treppensteigen ist für das Becken und den Beckenboden eine willkommene Alltagsübung – ein wunderbares Training für den würdevollen Gang.

BEGINN

Erinnern Sie sich an den Einbeinstand und an den Storchgang (S. 135)? Damit haben Sie sich für das Treppensteigen vorbereitet. Treppensteigen erfordert nun einen fliessenden dynamischen Wechsel von Standbein zu Standbein, von Aussenspirale zu Aussenspirale.

ÜBUNG

Stellen Sie sich startbereit auf die unterste Stufe der Treppe; das rechte Bein unten, das linke auf der ersten Stufe. Vergewissern Sie sich nochmals, dass Sie von der Sohle bis zum Scheitel aufgerichtet sind und sich Ihr Becken rechts auf der Aussenspirale befindet. Dann steigen Sie hoch: Mit dem rechten Fuss stossen Sie ab und die Aussenspiralbewegung wird nun auf der linken Seite ausgelöst. Schritt für Schritt geht es nun die Treppe hoch: aufgerichtet und mit aktivem Beckenboden.

BEOBACHTEN

Setzen Sie die Füsse möglichst parallel auf die Treppenstufen und halten Sie die Knie immer gerade über die Füsse gerichtet. Beachten Sie, dass sich das Treppensteigen trotz Konzentration und Bewegungsführung natürlich und fliessend anfühlt. Meistens genügt es, das Kreuz lang zu behalten und sich aktiv zwischen Sohle und Scheitelpunkt zu verlängern. Das Becken ist im Grunde genommen für die Aussenspirale „programmiert". Gleichzeitig wird die spielbeinseitige Beckenhälfte von den schrägen Bauchmuskeln Richtung Bauchnabel und gegenseitige Rippen gezogen. Ein willentliches Hochziehen des Beckens auf der Spielbeinseite ist nicht nötig. Schreiten Sie also nun voller Länge elegant die Treppe hoch.

Üben Sie auch mit dem Handtuch: Legen Sie es sich um die Körpermitte, sodass Sie eine angenehme Stabilisierung Ihres Kreuzes wahrnehmen können. Steigen Sie so die Treppe hoch und wieder runter.

IM ALLTAG

Freuen Sie sich im Alltag auf das bewusste Treppensteigen – Ihr Körper erhält dadurch wertvollstes Koordinationstraining.
— Ein Hinweis zum Treppabgehen: Behalten Sie die Länge der Wirbelsäule, auch wenn Sie nach unten schauen. Die Füsse sind möglichst parallel ausgerichtet, die Knie zeigen über die Füsse. So wird das Abwärtsgehen angenehm abgefedert.

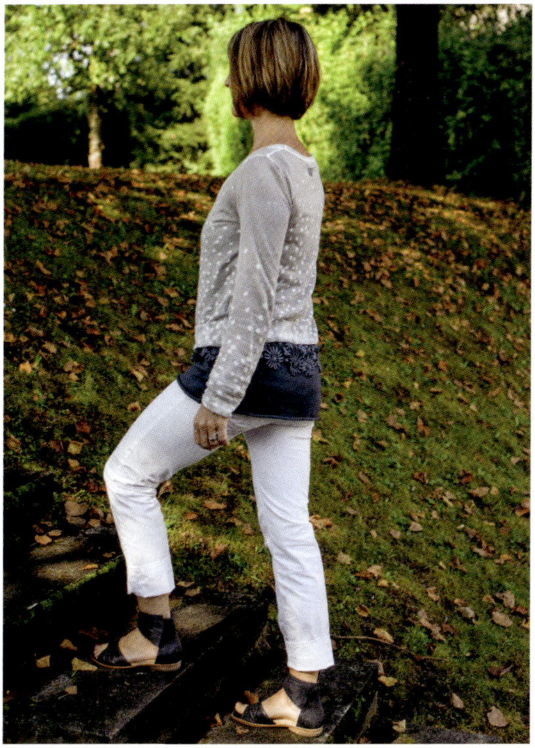

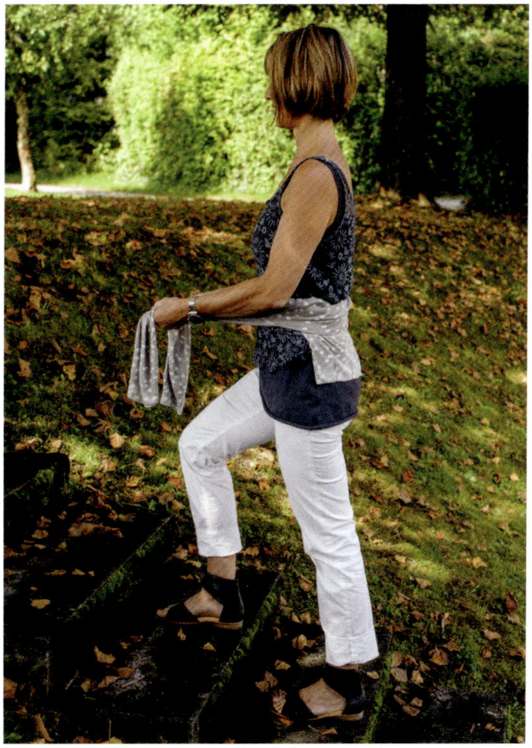

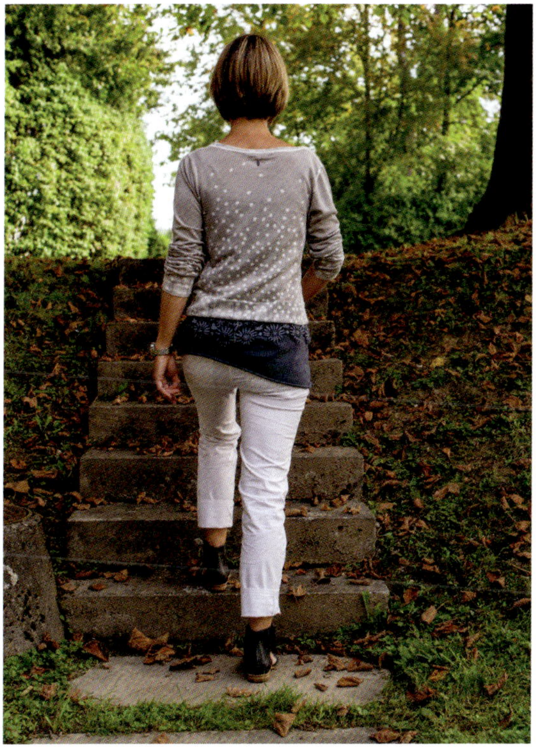

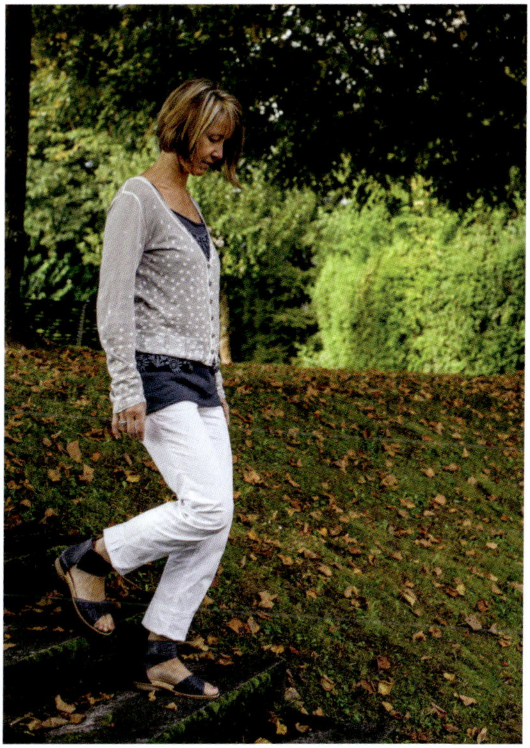

Abb. 93 | Aufgerichtetes Treppensteigen

Abb. 94 | Das Kreuz stabilisieren

Abb. 95 | Die Standbeinseite ist lang

Abb. 96 | Treppab gehen

ÜBUNG 41

Vitale Füsse

Füsse sind wahre Meisterwerke der Natur. Durch ihre Gewölbearchitektur sind sie äusserst belastbar. Vorausgesetzt, die Gewölbe sind intakt. So besitzt der Vorfuss ein federndes Quergewölbe. Häufig ist dieses aber abgeflacht, man spricht von einem Spreizfuss. Um beim Gehen kraftvoll abstossen zu können und beim Landen des Vorfusses gut abgefedert zu sein, braucht es aktive Vorfussmuskeln. Aktivieren Sie diese Muskulatur bewusst.

BEGINN

Stellen Sie einen Fuss auf einen Hocker, so dass Sie Ihren Vorfuss berühren können.

ÜBUNG

Bauen Sie nun das Quergewölbe mit Hilfe der Hände auf: Die Grosszehenseite und die Kleinzehenseite werden eingerollt, sodass ein harmonischer Bogen entsteht. Die Fussknöchelchen werden sichtbar. Wiederholen Sie diesen Aufbau mehrfach. Mit der Zeit soll der Fuss aktiv mitmachen und das Gewölbe aktiv einen Moment halten können. Die Vorfussmuskulatur ist aktiviert, Ihr Vorfuss fühlt sich lebendig und vital an. Nach einiger Zeit aktivieren Sie das Quergewölbe ohne Hilfe der Hände. Der Vorfuss soll sich impulsartig wölben können. Wenn Sie das schaffen, integrieren Sie die Quergewölbeaktivität ins Gehen: Indem Sie beim zügigen Gehen aktiv über die Grosszehe vom Boden abstossen, wird ein gut trainiertes Quergewölbe mit aktiviert. Unterstützend wirkt die Vorstellung, mit der Vorfussmuskulatur gleichzeitig etwas vom Boden mitzunehmen, z.B. ein wenig Gras. Zuerst setzt die Ferse auf, dann der Vorfuss. Dieser ist bereit, die Landung abzufedern. Dabei wird die Muskulatur durch das Körpergewicht gedehnt. Diese Dehnung kommt einer Kraftspeicherung gleich – wie bei einem elastischen Band, das gedehnt wird und sich nach der Dehnung wieder zusammenzieht. Auf die gleiche Weise sollen sich die Vorfussmuskeln bei jedem Schritt verhalten.

BEOBACHTEN

Die Zehen bleiben während der Übung lang und entspannt. Üben Sie Ausschnitte aus dem Ganzen: 10 mal den Abstossimpuls, 10 mal die Landephase; rechts und links.

IM ALLTAG

Spüren Sie immer wieder Ihren vitalen, lebendigen Vorfuss. Auch wenn er sich noch nicht optimal wölbt: Bleiben Sie aktiv.

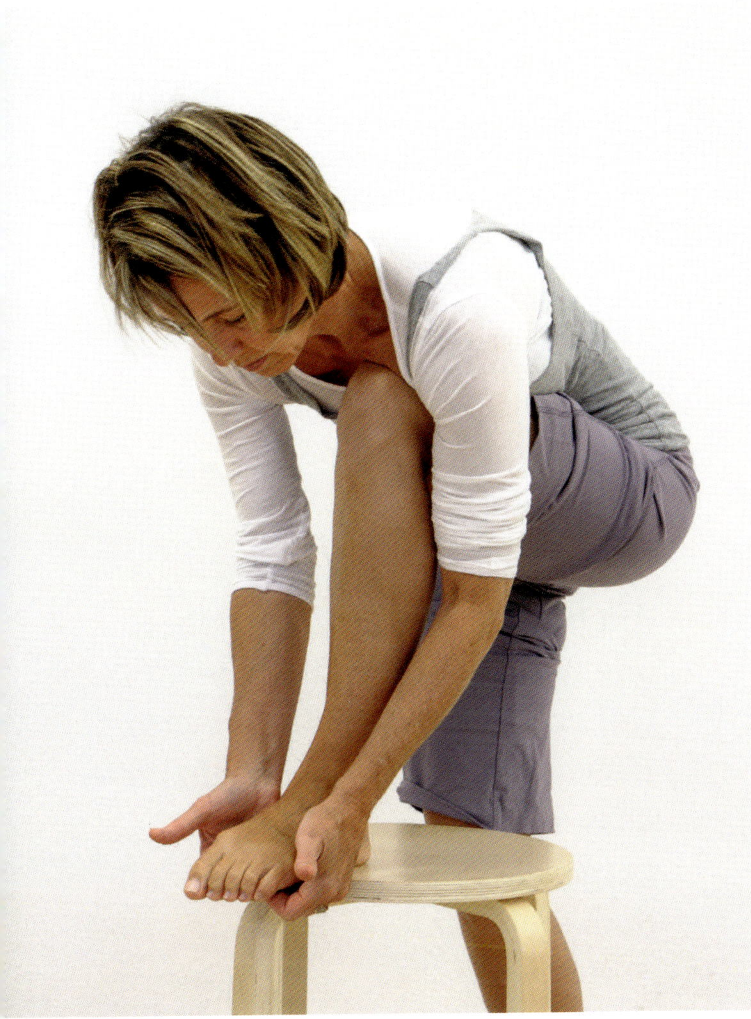

Abb. 97 | Das Quergewölbe aufbauen

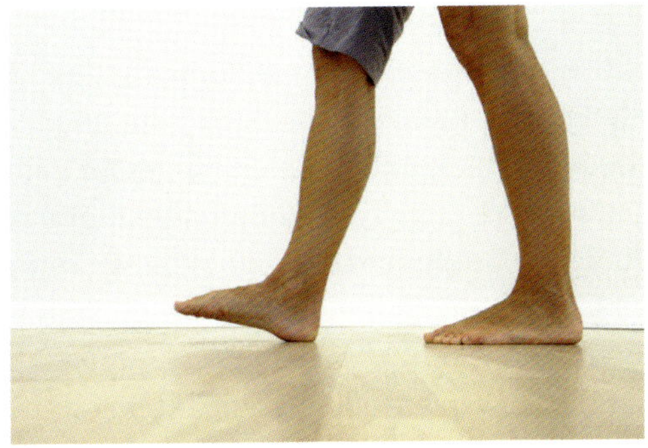

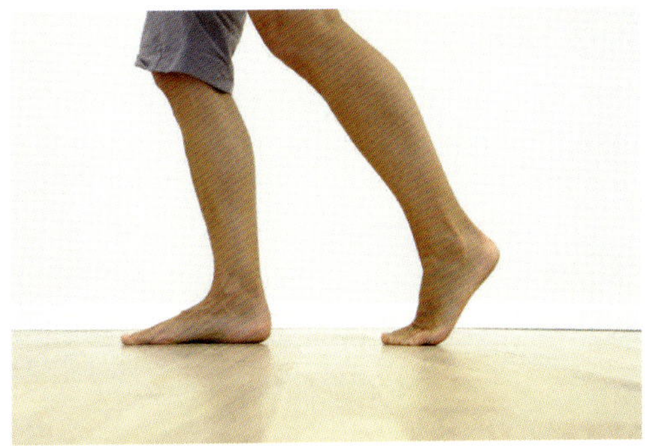

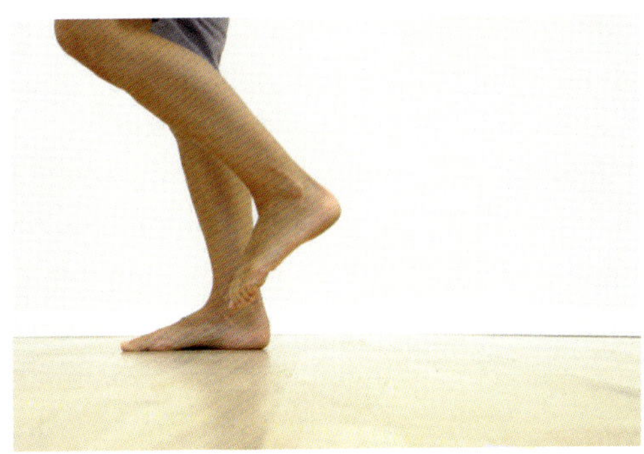

Abb. 98 | Landung mit aufgebautem Quergewölbe
Abb. 99 | Abrollen
Abb. 100 | Abstossen mit Quergewölbeaufbau

ÜBUNG 42

Der Boden trägt

Für einen aufgerichteten und würdevollen Gang bedarf es des Bodens, der Sie trägt. Seit Sie als Kleinkinder gelernt haben zu gehen, ist Ihnen der tragende Boden selbstverständlich. Genau genommen zu selbstverständlich. Vermutlich haben Sie vergessen, den Boden für Ihren aufgerichteten Gang wirklich zu nützen und seine Stabilität zu schätzen. Vermutlich gehen Sie nicht *mit* dem Boden, sondern *über* den Boden. „Mit dem Boden gehen" heisst, seine Tragkraft für die Aufrichtung bewusst zu fühlen und zu nützen.

BEGINN

Nehmen Sie sich eine kurze Wegstrecke vor.

ÜBUNG

Machen Sie einen Schritt vorwärts und stellen Sie sich dabei vor, Sie träten auf eine Eisfläche, die einbricht oder in tiefen Schlamm. Sie erkennen blitzartig, dass der Boden Sie nicht trägt und Sie nicht vorwärtsgehen können. Nun machen Sie den nächsten Schritt auf den festen Boden. Geniessen Sie seine Tragkraft. Denn nur dank der Tatsache, dass der Boden Sie trägt, können Sie sich aufrichten. Ihre Standbeinseite wird lang, das Becken bewegt sich auf der Aussenspirale. Der Kopf schwebt nach oben. Gehen Sie langsam und bewusst Ihre Wegstrecke. Schritt um Schritt *mit* dem Boden, statt nur *über* den Boden.

BEOBACHTEN

Dieses bewusste Gehen mit der Tragkraft des Bodens wird zu einer wunderbaren Übung in Achtsamkeit. Sie realisieren vielleicht zum ersten Mal, wie entscheidend der Boden für Ihre Aufrichtung ist, und Sie werden sich bewusst, wie sehr Sie sich auf den Boden verlassen können. Die meisten Menschen nehmen diese Tatsache nicht wahr, sie ist zu selbstverständlich, sie entgeht uns.

IM ALLTAG

Auch wenn Sie „normal" gehen oder wenn Sie es eilig haben: Gehen Sie mit *dem Boden. Ihre Bewegungsqualität wird um vieles besser sein, als wenn Sie mit vorgeschobenem Kopf* über *den Boden eilen.*

Wenn Sie Taschen zu tragen haben: Verteilen Sie nach Möglichkeit das Gewicht, richten Sie sich zwischen Sohle und Scheitelpunkt auf und lassen Sie Ihren Schultergürtel durch das Gewicht der Taschen angenehm sinken.

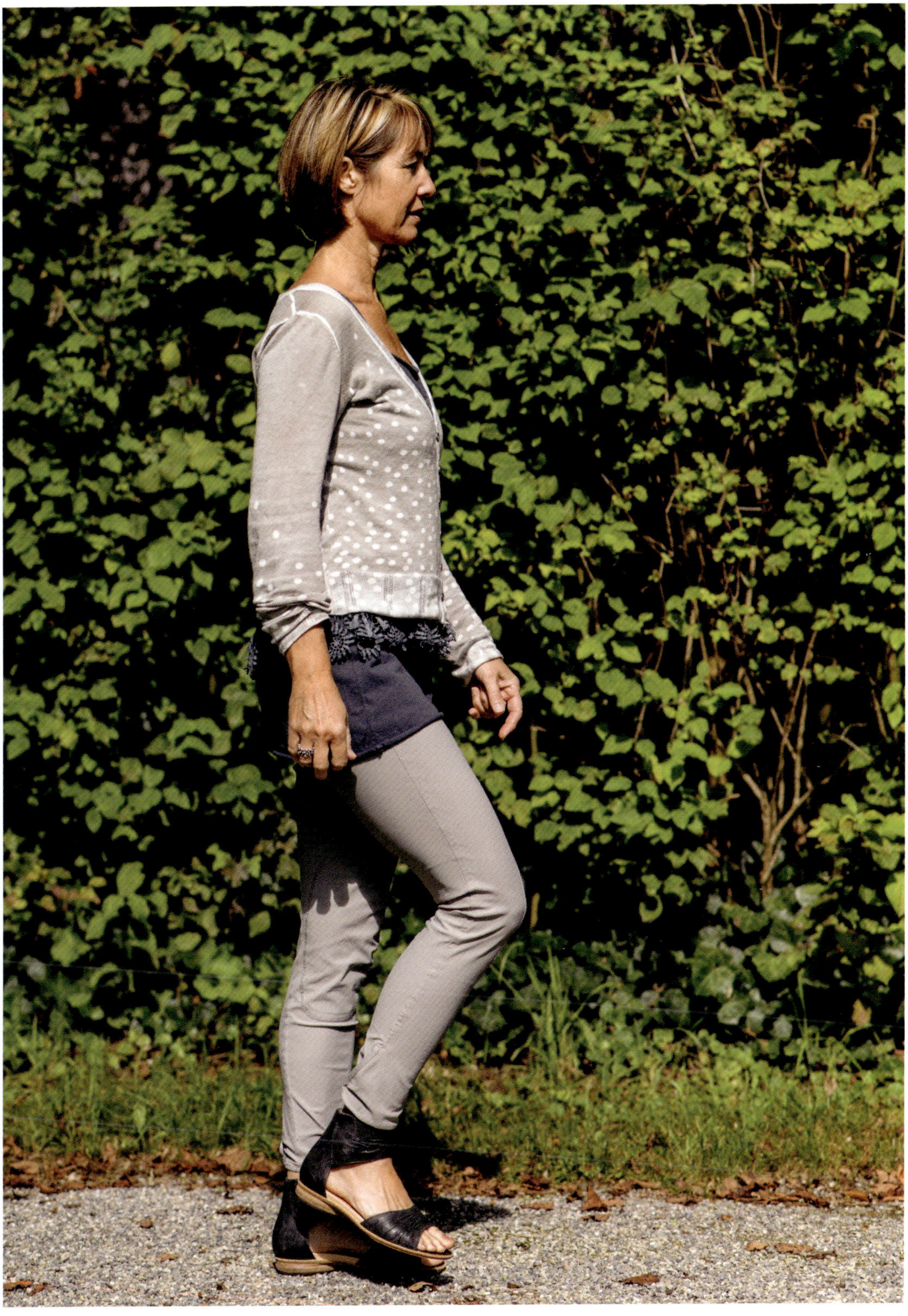

Abb. 101 | Der Boden trägt

ÜBUNG 43

Lebenslauf oder Müssiggang

Interessant, dass die Gesellschaft heute von „Lebenslauf" spricht, wenn die Stationen eines Lebens dargelegt werden. Das Leben scheint ein Lauf zu sein; es eilt. „Das Leben ist kein Spaziergang". In der Tat eilen viele Menschen durch das Leben. Die Frage ist: Wie steht es mit dem bewussten Gehen? Mit dem Müssiggang? Nicht von ungefähr kennen die Schulen der Achtsamkeit die Gehmeditation. Bewusstes Gehen beruhigt, bringt uns in den gegenwärtigen Moment. Der Weg entsteht. Wenn Sie beim Gehen nun Ihren ganzen Köper und Ihre Bewegung wahrnehmen, entsteht einerseits eine meditative Ruhe und andererseits vertiefen Sie Ihre Bewegungsqualität.

BEGINN

Wählen Sie eine beliebige Wegstrecke.

ÜBUNG

Nehmen Sie in Ruhe alle Phasen des Gehens wahr: das Aufsetzen der Fersen, die Ausrichtung der Standbeinseite, Ihre Aufrichtung, das Lösen des andern Fusses mit dem leichten Abstossen und dem Aufbau des Quergewölbes. Gehen Sie ruhig, gelassen, beobachtend. Spüren Sie Ihre Ausrichtung zwischen Erde und Himmel.

BEOBACHTEN

Können Sie die Aufmerksamkeit beim Körper behalten oder schweift Ihre Aufmerksamkeit ab? Wie atmen Sie? Spüren Sie den Boden unter Ihren Füssen?

IM ALLTAG

Alltagstrott oder bewusste Schritte?

Wählen Sie.

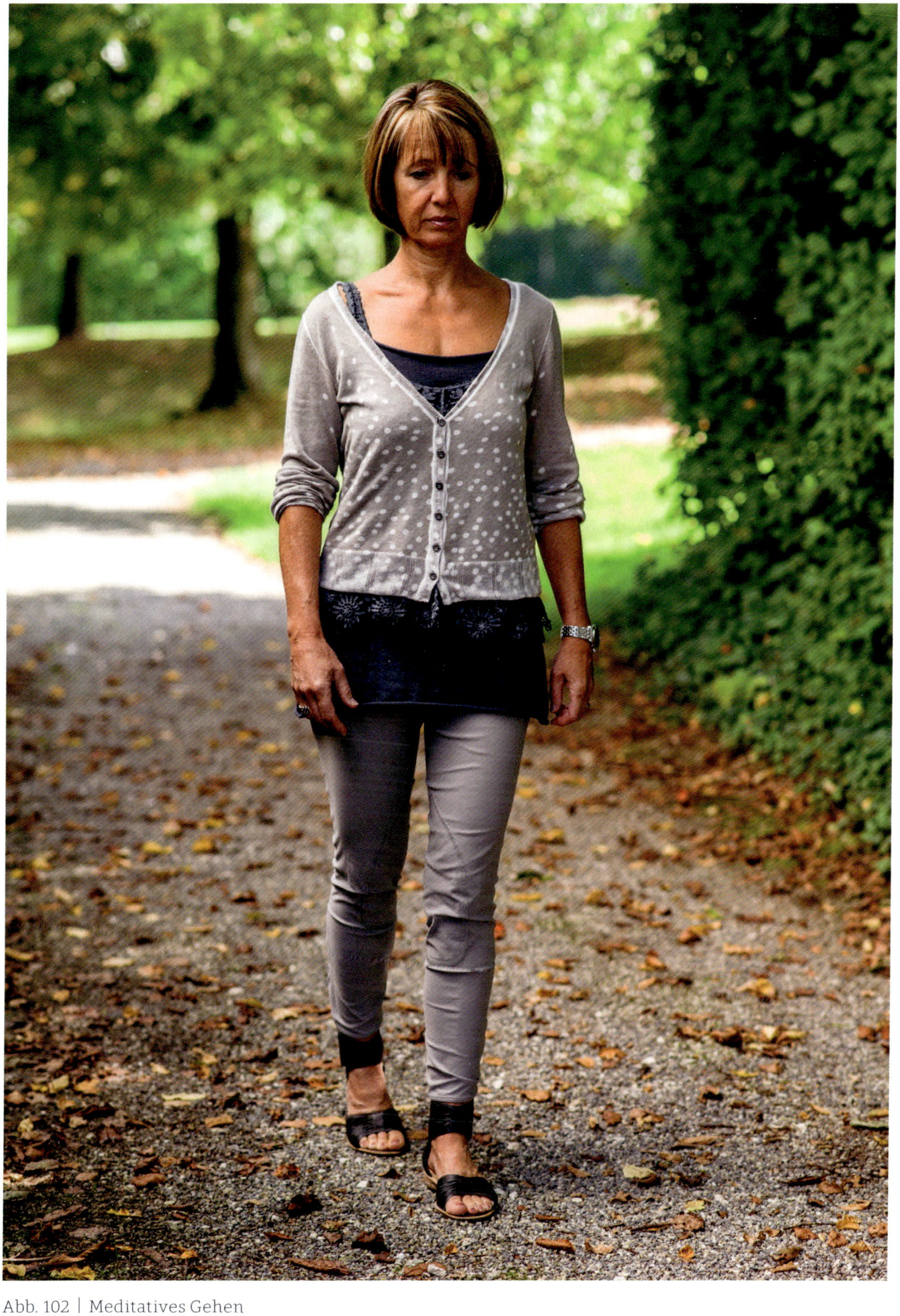
Abb. 102 | Meditatives Gehen

ÜBUNG 44

Beschwingtes Gehen

Geht es Ihnen wie uns? Die meiste Zeit des Alltags fehlt schlicht die Zeit, meditativ und langsam unterwegs zu sein. Im alltäglichen grossstädtischen Gehtempo gelingt es selten, Fein- und Einzelheiten eines einzelnen Schrittes wahrzunehmen. Hilfreich an dieser Stelle ist ein dynamisches Gesamtbild des Gehens.

BEGINN

Wählen Sie eine Wegstrecke für ein freies Gehen mit frei schwingenden Armen. Tragen Sie nichts in den Händen.

ÜBUNG

Gehen Sie zügig voran. Nutzen Sie den Boden für Ihre Aufrichtung. Die Wirbelsäule ist langgezogen, der Kopf schwebt im Lot. Beobachten Sie nun, wie Ihre Arme schwingen. Ihre Brustwirbelsäule schwingt mit. Beine und Becken machen eine Gegenbewegung. Beachten Sie: Alles geschieht wie von alleine. Ihr Körper weiss Bescheid. Stellen Sie sich nun durch Ihre Wirbelsäule eine Lotlinie vor und spüren Sie, wie Ihr Körper um dieses Lot schwingt: rhythmisch, elegant, dynamisch.

BEOBACHTEN

Beobachten Sie, wann Ihnen das beschwingte Gehen einfach fällt, wann vielleicht etwas schwerer. Warum fällt es leicht, warum schwer? Wie wäre es, wenn Sie öfters beschwingt unterwegs wären?

IM ALLTAG

Interessant kann sein,
sich bei diesem
beschwingten Gehen
einmal bewusst
frei von der eigenen
Lebensgeschichte
zu machen:
Sie gehen
ohne Ihre Geschichte,
ohne Ballast und Sorgen,
ohne Erinnerungen.
Sie gehen
unbelastet und frei,
im Hier und Jetzt.

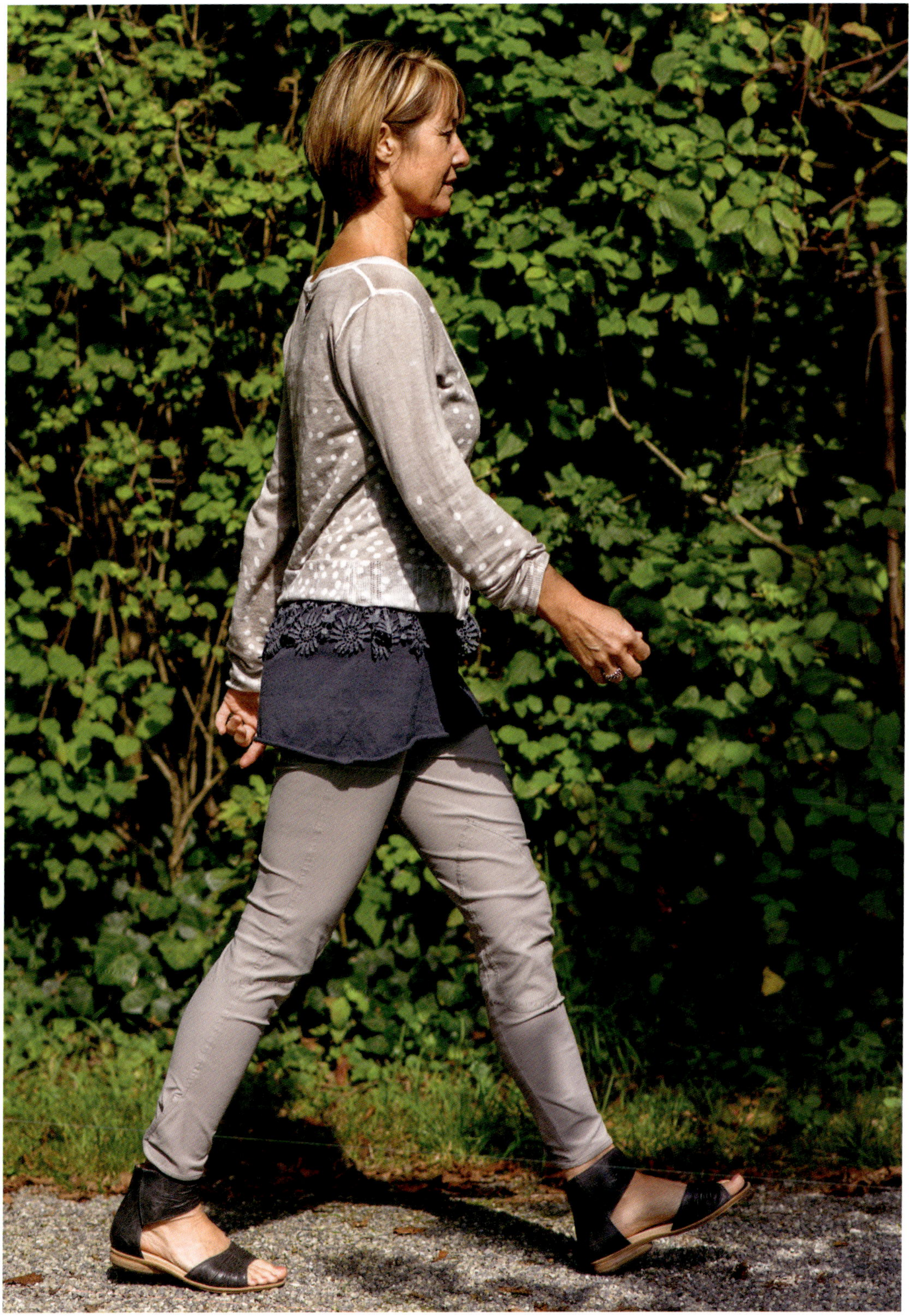

Abb. 103 | Beschwingtes Gehen

ÜBUNG 45

In Würde durchs Leben schreiten

Die letzte Übung ist keine Übung im herkömmlichen Sinn. Dazu ein zweiter Blick auf die tiefere Bedeutung des Begriffes *Übung*. Dieser entstammt dem lateinischen *Opus*, was gleichbedeutend ist mit *Werk*. Dabei geht es um ein bestimmtes und grösseres Werk – um Ihr Lebenswerk. Dieses handelt vom Stehen und Gehen, von Aufrichtung, von Standpunkten und Fortschritten, von Eigenwahrnehmung und Offenheit, von Lot und Gleichgewicht. Jeden Tag aufs Neue arbeiten Sie an Ihrem Werk. Durch Ihr waches und achtsames *Im-Körper-Sein* werden Ihnen dabei Würde und Ausstrahlung geschenkt. *Wie* Sie etwas tun, gewinnt immer mehr an Bedeutung. Das *Was* ist nicht mehr allein entscheidend.

BEGINN

Stehen Sie aufrecht. Kommen Sie zur Ruhe. Der Atem fliesst.

ÜBUNG

Nehmen Sie Ihre körperliche und Ihre innere Haltung wahr. Verweilen Sie einen Moment in diesem Da-Stehen. Sie haben keine Absicht, kein Wollen, kein Drängen. Auf subtile Weise vertreten Sie Ihren Standpunkt. Sie sind eigenständig und haben Rückgrat. Sie sind bei sich und gleichzeitig offen und präsent.

Dann beginnen Sie zu gehen. Sie spüren Ihre aufgerichtete Haltung und Sie nehmen wahr, dass sie Schritte nach vorne tun. Sie machen Fortschritte. Sie entscheiden selber, wann Sie Pause brauchen, wann Sie stehen, wann Sie gehen. Sie geniessen es, dass Ihr Bewusstsein Ihnen ermöglicht, diese selbstverständlichen Bewegungsformen neu zu entdecken und in einer neuen Qualität wahrzunehmen. Sie fühlen dabei die Leichtigkeit. ES geht.

BEOBACHTEN

An dieser Stelle werden Üben und Beobachten eins. Sie beobachten das Üben und üben das Beobachten. Sie verkörpern reine Präsenz.

IM ALLTAG

> *Leichtigkeit ist der rechte Weg. Der rechte Weg der Leichtigkeit liegt im Vergessen des rechten Weges und im Vergessen der Leichtigkeit.*
>
> **ZHUANGZI**

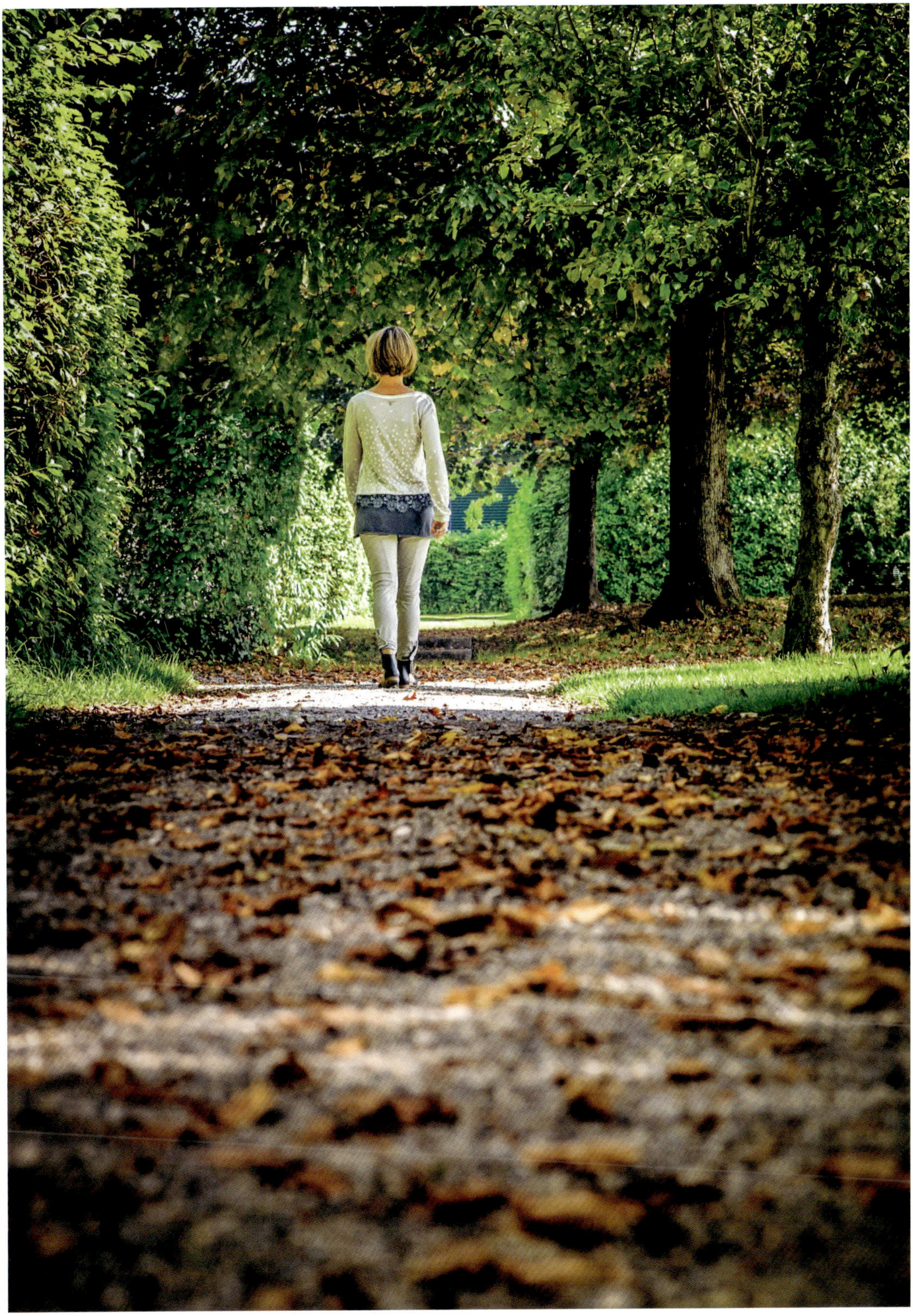

Ab. 104 | In Würde schreiten

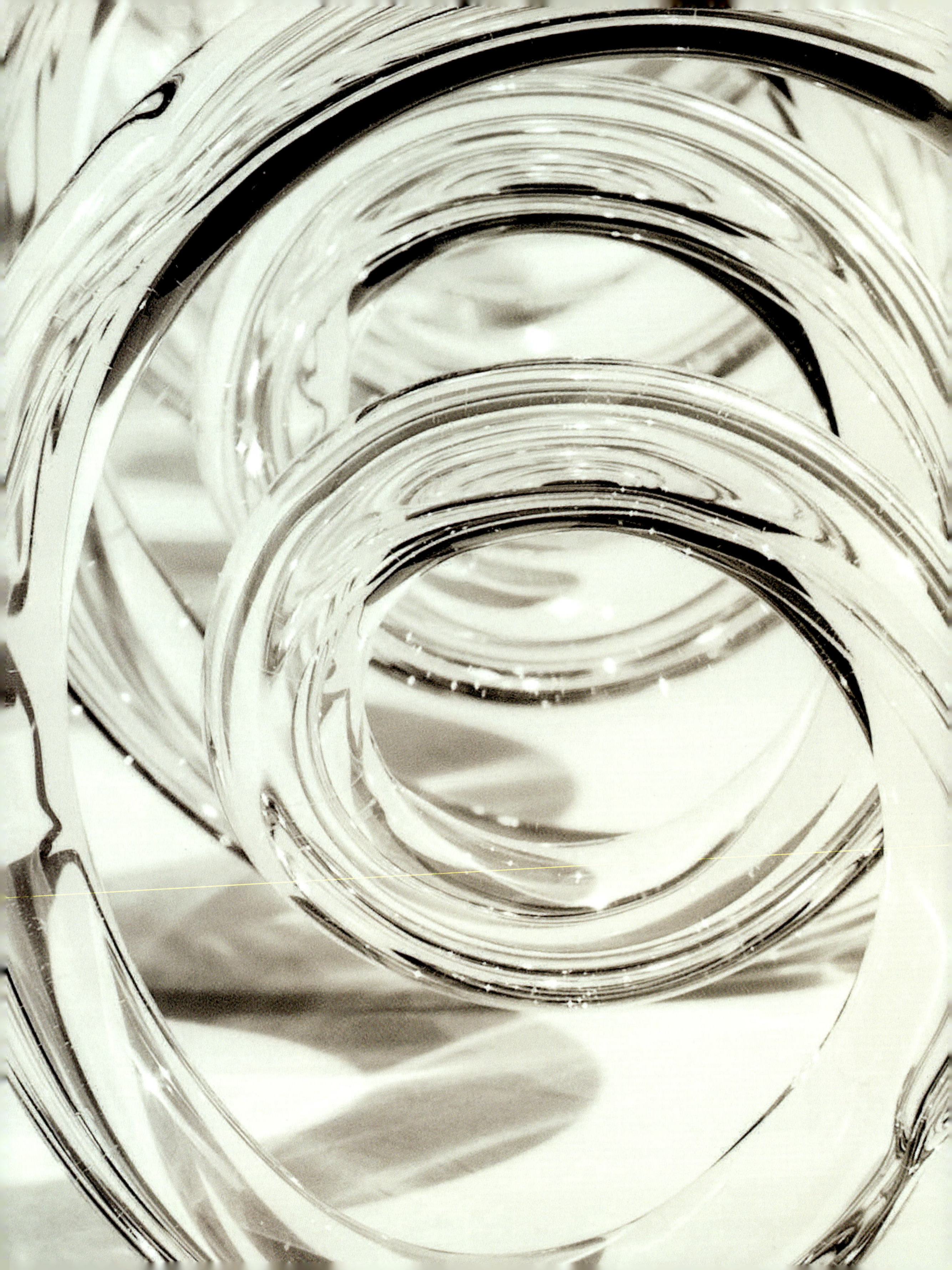

12 Liegen Sitzen Stehen Gehen

liegen

lege mich
hin
wenn ich verstehen will
kann nicht
stehen
wenn Naheliegendes
auf dem Weg ist
zu mir

Sich hinlegen, passiv sein, ruhen, loslassen, nichts tun – die Rückenlage ist die ideale Ausgangslage, um bei sich anzukommen und die Wahrnehmung in den Körper zu bringen. So ist es nicht Zufall, dass die erste Übung auf dem Weg zur aufgerichteten Haltung im Liegen beginnt.

In dieser Position hat die Entwicklung vom Säugling zum gehenden Menschen begonnen. Liegen, strampeln, drehen, dann langsam übers Kriechen und Sitzen ins Stehen und Gehen. Als Erwachsene vollziehen Sie diese Entwicklungsschritte Tag für Tag beispielsweise beim Aufstehen am Morgen aus dem Bett. Natürlich überspringen Sie das Strampeln, Drehen und Kriechen. Sie setzen sich auf, erheben sich und gehen los, vermutlich ins Bad. Abends legen Sie sich zum Schlafen wieder hin.

Dass Sie sich aber bewusst zur Körperwahrnehmung und Entspannung auf den Rücken legen und dabei wach und aufmerksam bleiben, kommt selten vor. Entdecken Sie die Qualität des aufmerksamen Liegens wieder.

Sie können Ihre Wahrnehmung dabei leichter an die Stellen lenken, die für eine aufgerichtete Haltung von Bedeutung sind, zum Beispiel die Bereiche der Lendenwirbelsäule, des Nackens und der Leisten. Die Schultern können in die Breite sinken und die Atmung vertieft sich. Sie entspannen sich auch geistig und erhalten *Seelenzeit.*

Mit Seelenzeit ist hier die Zeit gemeint, die Sie brauchen, um mit Ihrem Innern in Kontakt zu kommen oder in Kontakt zu bleiben. Nehmen Sie sich bei den Übungen im Liegen Zeit für das *Ankommen.*

Nehmen Sie wahr, dass Sie Ihr Körpergewicht an den Boden abgeben können, lenken Sie Ihre Aufmerksamkeit auf Ihren Atem und die Atembewegungen. Bleiben Sie wach und in entspannter Weise aufmerksam.

sitzen

einfach sitzen
sein
nichts tun
als sein
nur so

Ob Sie auf einem Stuhl, im Fersensitz oder im Lotussitz sitzen: Die Wirbelsäule sollte dabei aufgerichtet sein. Grundvoraussetzung dafür ist die Beweglichkeit der Wirbelsäule.

Wenn Sie beispielsweise einen unbeweglichen Rundrücken haben, werden Sie vermutlich Ihr Becken übermässig nach vorne kippen, um sich wohlzufühlen. Oder Sie überfordern Ihre Rückenmuskulatur. Beides kann zu Schmerzen führen.

So macht es beispielsweise wenig Sinn, beim Meditieren heldenhaft über Schmerzen hinweg meditieren zu wollen. Das würde bedeuten, die Botschaften und die Weisheit des Körpers zu ignorieren. Sinnvoller ist, dass Sie sich mit entsprechenden Übungen um die Beweglichkeit Ihrer Wirbelsäule kümmern.

Für die Meditation können Sie sich zu Beginn an eine Wand setzen: Positionieren Sie einen weichen Ball hinter der Brustwirbelsäule. So können Sie leicht anlehnen und sich dabei subtil aufrichten lernen.

stehen

stehen
da stehen
ins Lot gebracht
vom Oben
und Unten
gemittet
im Innen
und Aussen

Die aufgerichtete Körperhaltung ist lebendig, schwingend, atmend. Sollten Sie bis jetzt eine gesunde und aufgerichtete Haltung mit Anstrengung, übermässiger Anspannung und Mühsal verbunden haben, ist es Zeit, dieses Bild loszulassen.

Es geht um eine angenehme, dynamische, ausbalancierte Stabilität und es geht um die natürliche Ausrichtung zwischen Himmel und Erde.

Sie erden sich und wachsen gleichzeitig nach oben. So bekommt Stehen eine Qualität von ruhiger Präsenz, Offenheit und Zentriertheit.

gehen

lichtklar
dieser eine Schritt
den du zu gehen hast
den die Tiefe
dir zeigt

kein Fragen
keine Zweifel
nur
gehen

Gehen, schlendern, spazieren, wandern, eilen, pilgern – Sie sind unterwegs auf Ihrem Lebensweg, bleiben auf dem Weg, kommen von ihm ab, suchen den richtigen Weg.

Stolpersteine fordern uns heraus, Weggabelungen erfordern Entscheidungen, steile Wege verlangen nach Pausen; wenn es abwärts geht, benötigen Sie zusätzliche Achtsamkeit.

Wie geht es? Lassen Sie sich gehen? Gehen Sie in Ihrem Leben voll auf? Oder gehen Sie auf und davon? Wie sind Sie unterwegs?

weg der bewegung

tiefer gehen
tiefer fühlen
erspüren
da ist noch was
das sich zeigen will
mir
heute
jetzt

Wenn Sie Ihren Körper vertiefter wahrnehmen und spüren, wenn Sie mehr und mehr mit der aufgerichteten Haltung vertraut sind, das Würdevolle Ihnen nicht mehr fremd ist, dann erwarten Sie vielleicht, dass sich Ihr Körper automatisch, ohne Ihr Bewusstsein und ohne Ihr Zutun von alleine im Lot hält?

Sie werden bald merken, dass dies nicht automatisch so ist. Sicher, Sie müssen Ihre Aufmerksamkeit nicht mehr im gleichen Masse auf die Bewegungsqualität richten, da diese selbstverständlicher geworden ist. Doch neigt Ihr Körper rasch dazu, wieder in alte Muster zu geraten, insbesondere, wenn Sie müde, gehetzt oder emotional unwohl sind.

Kurzum: Es braucht zeitlebens Ihr Gewahrsein dafür, wie Sie sitzen, stehen, gehen und sich bewegen. Dass dies so ist, ist ein grosser Segen. Sie bleiben wach und bewusst in Ihrem Körper. Die Körperempfindung hilft Ihnen, präsent in der Gegenwart zu sein.

Dank des Körpers nehmen Sie schneller wahr, wenn Sie sich übernehmen oder übergehen, nicht mehr spüren, falsch belasten. So können Sie sich jeden Moment aufs Neue für ein bewusstes und reifes Verhalten im Umgang mit sich selbst und anderen entscheiden.

Das Thema „Körper" bekommt Tiefe und führt Sie zu einem authentischen, körperbewussten So-Sein. Aus dieser Verbundenheit mit sich selbst heraus leben Sie entspannter, gelassener und kraftvoller. Sie spüren Ihre Lebendigkeit und wissen, dass Sie nicht perfekt zu sein haben. Sie geniessen es, die Wahl zu haben, wie und wohin Sie sich bewegen, und entscheiden sich immer neu für ein bewusstes Bewegen und Handeln.

dies ist die essenz auf dem weg der bewegung.

ANHANG

Spiraldynamik® *intelligent movement*

Hinter den Übungen diese Buches stehen das anatomische Verständnis und die Sichtweise der Spiraldynamik®. Von einem Expertenteam aus Medizin, Physiotherapie, Pädagogik und Bewegungsdisziplinen erforscht und entwickelt, erklärt die Spiraldynamik® Bewegung mit Prinzipien und in Gesamtzusammenhängen. Prinzipien sind Grundregeln, die überall ihre Gültigkeit haben. Eines dieser Grundprinzipien ist die Spirale. Sie zieht sich als roter Faden durch die Natur und insbesondere durch die gesamte menschliche Anatomie: Muskelfasern, Muskelverläufe, Bänderanordnungen, Knochenformen – alles besteht aus Spiralstrukturen.

Wenn sich der Mensch bewegt, geschieht dies in Spiralen – der natürlichsten aller Kombination von Dreh- und Gleitbewegungen: So verschraubt sich beispielsweise Ihr Rumpf beim Gehen abwechslungsweise nach links und nach rechts. Das unterscheidet uns von Menschenaffen, die im Passgang gehen müssen. Die Dynamik der Spirale gilt auch für die Arme, Beine und Füsse.

Die anatomische Bauweise in Spiralen ermöglicht elegante, ästhetische, gesunde, effiziente und ausdrucksstarke Bewegungen. Sie ist die eigentliche Gebrauchsanweisung für das menschliche Bewegungssystem. Wenn es um „Gute Körperhaltung" geht, dann geht es darum, dass wir uns wieder gemäss Bauplan bewegen: Es gilt als Erstes, Kopf und Becken zu zentrieren, dann für eine bewegliche Wirbelsäule und bewegliche Rippen zu sorgen und in einem dritten Schritt um das koordinierte Zusammenspiel dieser Bereiche. Der anatomisch gut koordinierte Rumpf ist die Voraussetzung für gesunde Knie und Füsse sowie zentrierte Schultern und koordinierte Arme und Hände.

Spiraldynamik® eröffnet einen spannenden Lernprozess zur eigenen Bewegungsintelligenz. Ziel ist ein verändertes und bewusstes Bewegungsverhalten im Alltag.

ANATOMIE

Falls Sie dazu Bilder brauchen, helfen zahlreiche Internetseiten, z.B.
www.erlebnis-mensch.at
www.anatomie-online.com

LITERATUR

Beck, Joko	Zen im Alltag. München 1990
Becker, Rollin	Leben in Bewegung und Stille des Lebens. Pähl 2007
Berendt, Joachim-Ernst	Kraft aus der Stille. München 2001
Berendt, Joachim-Ernst	Das Leben – ein Klang. München 1996.
Blech, Jörg	Die Heilkraft der Bewegung. Frankfurt am Main 2014
Brecklinghaus, Georg	Die Menschen sind erwacht, du hast sie aufgerichtet. Gundelfingen 2002
Csikszentmihalyi, Mihaly	Flow – der Weg zum Glück. Freiburg 2006
Dahlke, Rüdiger	Von der Weisheit unseres Körpers. München 2007
Dürr, H.-P., Oesterreicher M.	Wir erleben mehr als wir begreifen. Freiburg 2001
Dürckheim, Karlfried Graf	Hara. Die Erdmitte des Menschen. München 1997
Dürckheim, Karlfried Graf	Vom doppelten Ursprung des Menschen. Freiburg 2001
Dürckheim, Karlfried Graf	Erlebnis und Wandlung. Bern 1992
Freiwald, Jürgen	Optimales Dehnen. Balingen 2009
Galuska, Joachim (Hrsg.)	Bewusstsein. Grundlagen, Anwendungen und Entwicklung. Berlin 2014
Goleman, Daniel	Konzentriert euch! München 2014
Gottlob, Axel	Differenziertes Krafttraining mit Schwerpunkt Wirbelsäule. München 2013.
Grof Stanislav	Impossible. Wenn Unglaubliches passiert. München 2006
Hanson, Rick	Das Gehirn eines Buddha. Freiburg 2012
Heel, Ch. u.a.	Bewegungssystem. Stuttgart 2002
Hüther, Gerald	Was wir sind und was wir sein könnten. Frankfurt 2011
Hüther, Gerald	Die Macht der inneren Bilder. Frankfurt 2011
Juhan, Deane	Körperarbeit. München 1992
Kuby, Clemens	Heilung – das Wunder in uns. München 2005
Larsen, Christian	Spiraldynamik. Die zwölf Grade der Freiheit. Petersberg 1994
Larsen, Christian	Gesunde Füsse – ein Leben lang. Stuttgart 2014
Larsen, Christian	Füsse in guten Händen. Stuttgart 2003
Larsen, Christian	Schmerzfrei und beweglich – ein Leben lang. DVD+Buch Reihe. Stuttgart 2006
Larsen, Ch.,Schneider, Willy	Spiraldynamik® Körperarbeit. Stuttgart 2007
Larsen, Christian	Wirbelsäule – Prävention durch 3D-Bewegungqualität. München: Krankengymnastik. Zeitschrift für Physiotherapeuten 5/1998

Larsen, Christian Die S-Form der Wirbelsäule. Wien: Physiotherapie; 1997
Larsen, Ch., Rosmann, Karin Skoliose – Hilfe durch Bewegung. Stuttgart 2011
Lauper, Renate Von Kopf bis Fuss in Bewegung. 4. Auflage Bern 2013
Lauper, Renate Bis Stille in den Händen liegt. Zofingen 2007
Lauper, R., Senn S. 10x10 Körpererfahrungen. Zofingen 2011
Myers, Thomas W. Anatomy Trains. München 2004
Oschman, James L. Energiemedizin. München 2009
Ott, Ulrich Meditation für Skeptiker. München 2010
Poletti, Serge Faszien. München 2011
Platzer, Werner Taschenatlas der Anatomie. Bewegungsapparat. Stuttgart 1999
Purce, Jill Die Spirale. München 1988
Platsch, Klaus-Dieter Was heilt. Stuttgart 2007
Ray, Reginald A. Die Intelligenz des Körpers. Obersdorf 2008
Steiner, Peter Vom Glück der Stille. Winterthur 2007
Schünke M. u.a. Prometheus. Lernatlas der Anatomie. Stuttgart 2005
Tolle, Eckhart Eine neue Erde. München 2005
Trökes, Anna, u.a. Theorie und Praxis des Hatha Yoga. Petersberg 1995
Warnke, Ulrich Quantenphilosophie und Interwelt. Berlin 2013
Weber, Andreas Alles fühlt. Berlin 2007
Wilson, Frank R. Die Hand – Geniestreich der Evolution. Stuttgart 2000

Wir danken

allen Menschen, die mit ihrem Engagement und ihrer Arbeit wesentlich zum Aufbau und zur Entwicklung der Spiraldynamik beigetragen haben

den Fachkräften, Dozentinnen und Dozenten der Spiraldynamik für ihren jahrelangen Einsatz in Therapie, Unterricht und Vermittlung

unseren Klientinnen und Klienten, Patientinnen und Patienten, welche die Spiraldynamik täglich umsetzen und nutzen

der Fotografin **Cornelia Frei** für ihr einfühlsames Schauen und Sehen

Jacqueline Huber für ihr differenziertes Körperbewusstsein und ihre Geduld

Maja Christen für ihre umsichtige Schau und ihre unermüdliche Unterstützung

Michael Egloff für das acht- und einfühlsame Layout

dem verstorbenen **Werner Vogel** und **Martin Büttner** für ihr grosszügiges Entgegenkommen als Verleger.

Bewegung ist die beste Medizin

Wie ein Bildhauer bearbeitet der Mensch zeitlebens seinen Körper – mit Bewusstsein und Bewegung statt mit Hammer und Meissel.

CHRISTIAN LARSEN

14 Milliarden *Jahre:*

Mit einem grossen Knall entsteht aus dem Nichts das Universum. Und mit ihm das universale Prinzip der Spirale: Spiralgalaxie, Wolkenwirbel und Wasserstrudel, Pflanzenwachstum und DNA-Doppelhelix. Die Spirale – ein Geniestreich der Schöpfung – ist ein Universalbaustein der Natur.

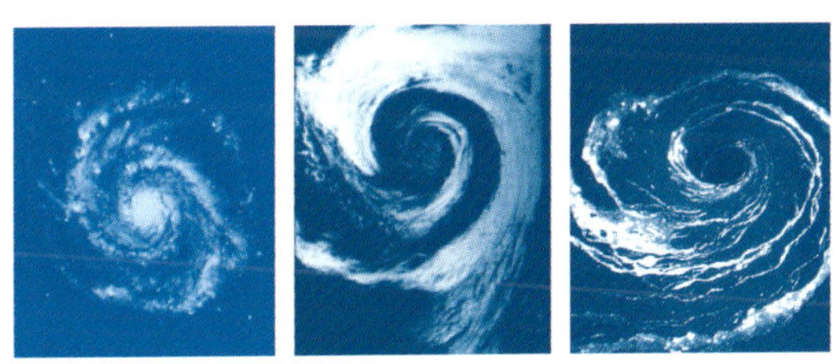

380 Millionen *Jahre:*

Die Fische gehen an Land. Reptilien und Amphibien schlängeln sich durchs Gebüsch. Es folgen Vögel und Säugetiere. Das Spiralprinzip bewährt sich in der Fortbewegung – vom Einzeller bis hin zum Menschen

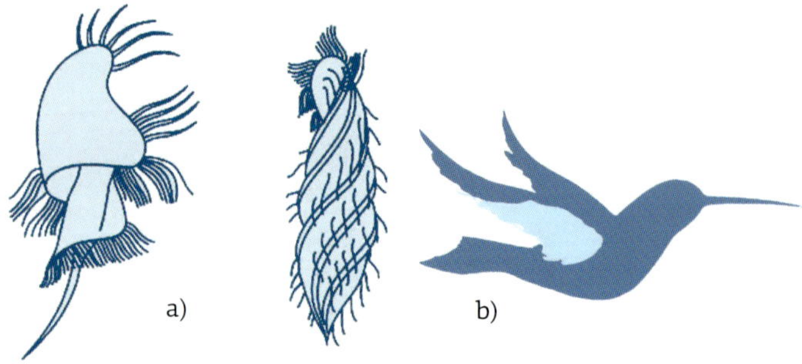

Spiralförmige Lokomotion: a) Geisseltierchen, b) Torsionselemente im Flügelschlag

4 Millionen *Jahre:*

Der Mensch ist ein aufrecht gehender Kreuzgänger – seine Wirbelsäule dreht beim Gehen abwechslungsweise spiralig nach links und nach rechts. Seine Wirbelsäule ist eine «Doppelspirale». Arme und Beine repräsentieren einfache und gerichtete Spiralstrukturen. Alle Spiralstrukturen von Kopf bis Fuss greifen perfekt ineinander und bilden zusammen das Wunder des menschlichen Bewegungssystems.

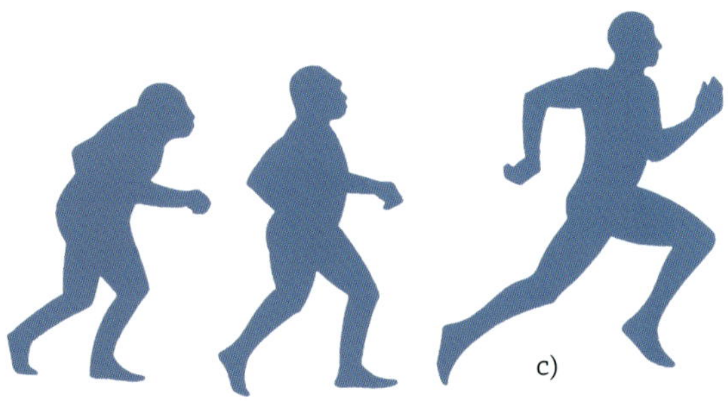

c) der Mensch als aufrechter Kreuzgänger

Abb a-c: © Larsen C.: Zwölf Grade der Freiheit; Verlag Via Nova

9 *Monate*

die das Leben bedeuten. Urbewegungen wie *Greifen* und *Schreiten* sind genetisch programmiert. Neugeborene sind die geborenen Experten. Das Spiralprinzip ist fester Bestandteil aller archaischen Bewegungsprogramme. „Software" und „Hardware" passen perfekt zusammen: Es ist der rote Faden der menschlichen Anatomie. Schräge Rücken- und Bauchmuskeln, Knochentorsionen, Kreuzbänder, Fussgewölbe legen bildhaft Zeugnis hierfür ab.

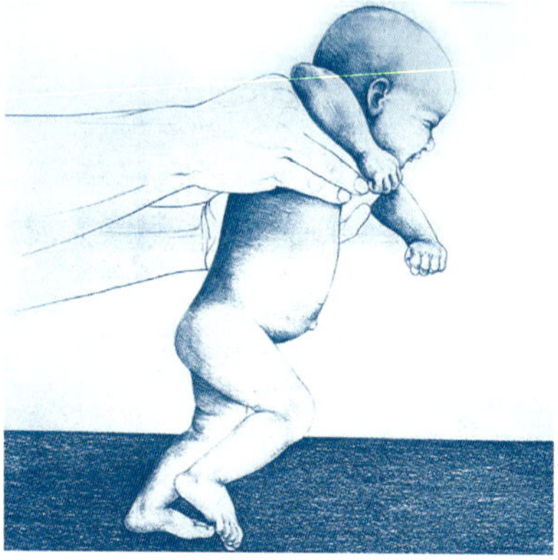

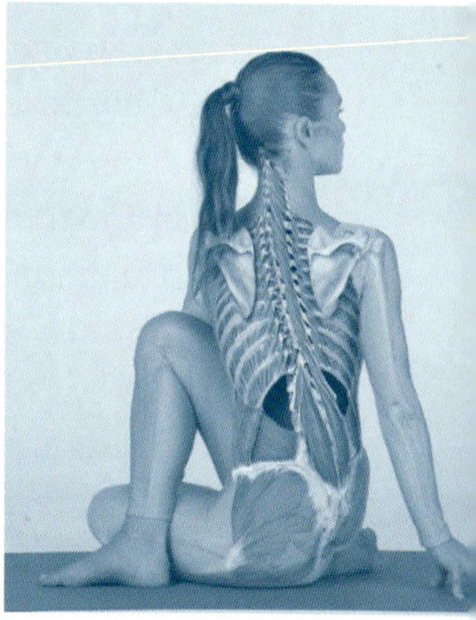

Larsen C | van Lessen T | Hager E: Medical Yoga professional – Spiraldynamik® trifft Hatha Yoga

1992

Das Forscherteam mit dem Schweizer Arzt Christian Larsen und der französischen Physiotherapeutin Yolande Deswarte entschlüsselt den evolutionären Bauplan des menschlichen Körpers: ineinandergreifende Spiralstrukturen von Kopf bis Fuss. Über 5 000 Therapeutinnen und Therapeuten und Bewegungsfachleute aus Sport, Tanz und Yoga liessen sich seither in Spiraldynamik® ausbilden. Es entstand eine inspirierende interprofessionelle Zusammenarbeit in den Bereichen Medizin, Therapie und Bewegungspädagogik.

2022

Die Spiraldynamik breitet sich auch in Deutschland und Österreich weiter aus. Es entstehen laufend neue Lizenzpartnerschaften in den Bereichen Med (Therapie) und Move (Pädagogik). Die Lizenzpartnerinnen und Lizenzpartner haben eine mehrjährige Spiraldynamik-Ausbildung absolviert, bilden sich regelmässig weiter und nehmen an der monatlichen Fortbildung und Qualitätssicherung teil.

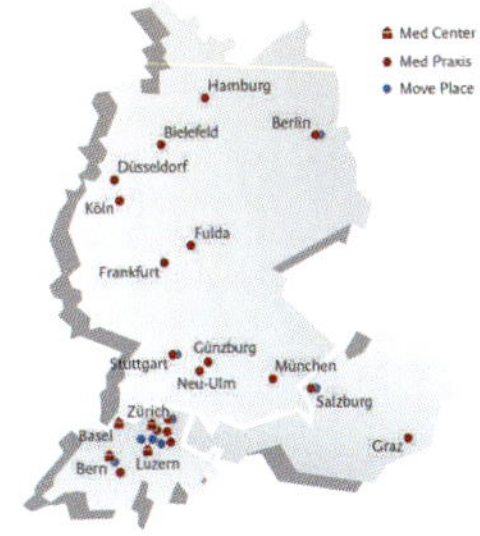

Jetzt!

Spiraldynamik schliesst die Lücke zwischen Med-Therapie und Move-Pädagogik. Begleitung und Erfahrungswissen sind auf dem Weg zu einer aufgerichteten Haltung Gold wert. Manuelle Führung erleichtert den Lernprozess. Passive Mobilisationen laden ein, nach innen zu hören, sich dem Geschehen hinzugeben und den inneren Verspannungen, Beschwerden und Schmerzen, aber auch der Gesundheit und der Heilung auf die Spur zu kommen.

Lassen Sie sich durch eine Spiraldynamik-Fachperson beraten, behandeln und befähigen. Aktualisierte Information finden Sie auf **www.spiraldynamik.com**

Während der letzten zehn Jahre haben wir die Therapieergebnisse von 12 000 Patientinnen und Patienten bzw. von 120 000 Therapieeinheiten bei insgesamt 72 häufigen orthopädischen Diagnosen ausgewertet. Erfahrungsberichte, Interviews und Praxistipps zu den häufigsten Beschwerden des menschlichen Körpers finden Sie auf **www.youtube.com/@Spiraldynamik**

Spiraldynamik® Partner
in Ihrer Nähe

spiraldynamik.com/de/kontakt/therapie/lizenzpartner.html

DIE AUTOREN

RENATE LAUPER

Tanz- und Physiopädagogin
Expertin der Spiraldynamik®

Bewegung & Pädagogik sind ihr Leben. Lehrpatent, 10 Jahre Berufspraxis; Lehrbeauftragte an der Pädagogischen Hochschule PH FHNW 1989 – 2009. Tanzpädagogik-Diplom. Künstlerische Arbeiten im Bereich Tanz und Theater. Gründung eigener Schulen für Tanz und Bewegung. Buchautorin. Langjährige Lehrtätigkeit in der Spiraldynamik mit dem Schwerpunkt Fachdidaktik.

www.renatelauper.ch

CHRISTIAN LARSEN

Arzt | Mitbegründer der Spiraldynamik®

Ärztlicher Leiter der Spiraldynamik Med Center Schweiz AG in Zürich. *Bewegung & Medizin* sind sein Leben. Medizinstudium in Basel. Ethnomedizinische Studienreisen nach Indien, Tibet, Alaska, Japan, China und auf die Philippinen. Forschungsarbeiten auf dem Gebiet funktionelle Anatomie und Biomechanik. 20 Jahre Aikido, Yoga-Praxis seit seiner Jugend. Internationale Dozententätigkeit, Bestsellerautor, Wirtschaftssenator BVMW, mehrfacher Preisträger.

www.spiraldynamik.com

IMPRESSUM

3. überarbeitete Auflage 2023

Telefon (06 61) 6 29 73
E-Mail: info@verlag-vianova.de
www.verlag-vianova.de

Fotos: Cornelia Frei
Gestaltung: Michael Egloff
Umschlaggestaltung: Guter Punkt • München
Satz und Layout: Annette Wagner und Sebastian Carl • Amerang
Druck und Verarbeitung: Appel und Klinger • 96277 Schneckenlohe

ISBN 978-3-86616-533-5

Weitere Bücher und CDs aus dem Verlag Via Nova

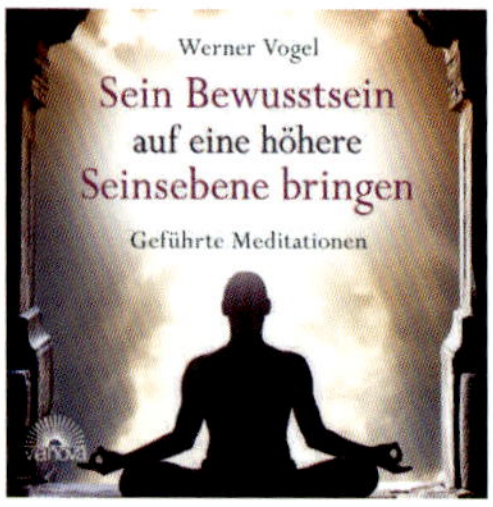

Werner Vogel
Sein Bewusstsein auf eine höhere Seinsebene bringen
Geführte Meditationen
CD, 70 Minuten
ISBN 978-3-86616-123-8

Die Grundübung aller spirituellen Wege ist die Meditation. Das Ziel der Meditation in allen spirituellen Traditionen ist die Erfahrung eines nicht-dualistischen Bewusstseinszustands. Um in den Zustand des Geistes in der bewussten Erfahrung des »ewigen Hier und Jetzt« zu kommen, bedarf es einer stufenweise aufgebauten Übungspraxis. Geführte Meditationen können helfen, den zerstreuten Geist zu sammeln und auszurichten. Dadurch kommt der Übende zur Ruhe und zur Erfahrung der inneren Stille. Der Geist beruhigt sich und wird klar wie die Oberfläche eines aufgewühlten Sees, auf dessen Grund man sehen kann. Schließlich tritt der Zustand der gesammelten inhaltslosen Wachheit im Geist ein und der Übende wird offen und frei für ein höheres Bewusstsein.

In der CD werden 3 Meditationsübungen angeboten, teilweise unterlegt mit meditativer Musik.

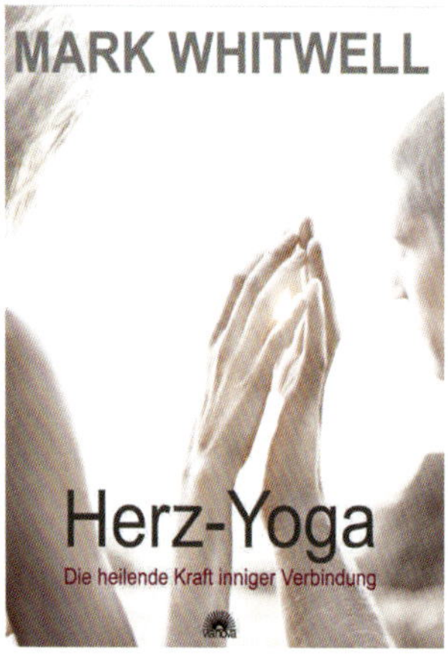

Mark Whitwell
Herz-Yoga
Die heilende Kraft inniger Verbindung
Paperback, 304 Seiten
ISBN 978-3-86616-176-4

„Der höchste Ort yogischer Bewusstheit ist das Herz, nicht der Kopf." Und im Herzen sind wir alle schon erleuchtet, meint Mark Whitwell, amerikanisch-neuseeländischer Yoga-Meister. Er studierte den Yoga bei bedeutenden Meistern wie T.KV. Desikachar, der ihn auch in den Yoga des Yogameisters T. Krishnamacharia einführt. Im „Herz-Yoga" wagt Whitwell Revolutionäres: Er formuliert ein neues, ein eigenes Yogasutra des Herzens: 44 knapp zusammengefasste Weisheiten über das Leben, die Liebe und die Erleuchtung. Yoga, so Whitwell, muss gelöst werden von dem Streben nach etwas, was erst in der Zukunft erreicht werden kann. Yoga sei das Leben selbst, ein Tanz des Männlichen und des Weiblichen in gegenseitiger Durchdringung und gegenseitigem Respekt. Wie sich dies auf die eigene, die tägliche Yogapraxis auswirken kann - auch dies kann man in diesem aufrüttelnden Buch lernen.

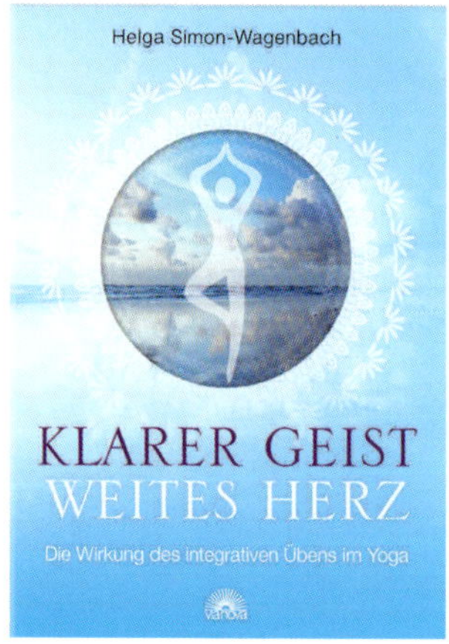

Helga Simon-Wagenbach
Klarer Geist - weites Herz
Die Wirkung des integrativen Übens im Yoga
Hardcover, 240 Seiten
ISBN 978-3-86616-250-1

Die integrative Yogapraxis, die zur Balance, zur Meditation und zur Heilung führt, realisiert in einfachen und in anspruchsvollen Übungen das Zusammenwirken von Körper, Atem und höchster Aufmerksamkeit. Spürende Achtsamkeit als innere Haltung ermöglicht dadurch in jeder Yogaübung auch die individuell stimmige Balance zwischen Bemühen und Loslassen. Die Kunst des Übens im Yoga ist es, wie die Autorin anschaulich und nachvollziehbar erklärt, diese verschiedenen Aspekte als wechselseitige Ergänzungen zu erfahren, die zusammengehören und miteinander auf vielfältige Weise kommunizieren. Dabei ist es wichtig, sich immer wieder daran zu erinnern, dass es weniger auf das WAS des Übens als auf das WIE ankommt, um eine innere Vision zu verwirklichen.

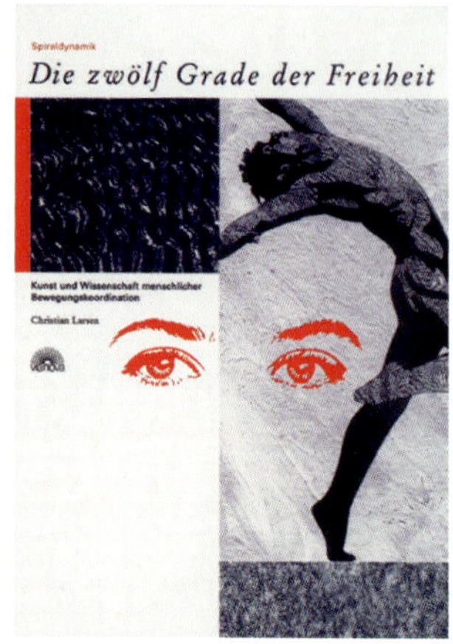

Christian Larsen
Die zwölf Grade der Freiheit
Spiraldynamik - Kunst und Wissenschaft menschlicher Bewegungskoordination
Großformat, 324 Illustrationen, Fotos, künstlerische Umsetzung, Zweifarbendruck gebunden, 318 Seiten
ISBN 978-3-928632-16-4

Einem Bildhauer vergleichbar, gestalten Sie zeitlebens Ihren eigenen Körper. Nur verwenden Sie Bewußtsein und Bewegung anstelle von Hammer und Meißel.
Die Spur führt zur verblüffenden Wiederentdeckung des Selbstverständlichen. Die Bewegungen des Menschen folgen denselben Prinzipien von Raum und Zeit, von Energie und Materie, welche Bewegungskoordination in der Natur bestimmen. Der Mensch – ein „Stück Universum".
Dieses Buch schult Ihr Auge in Wort und Bild. Sie werden sich selbst und andere mit anderen Augen betrachten lernen. Der „diagnostische Blick" erlaubt Ihnen zu erkennen, was koordiniert ist und was nicht. Darauf basierend finden Sie ein vierstufiges Übungsprogramm, das Ihren Alltag zur wirkungsvollen Übung werden läßt.
Sie halten ein wissenschaftliches Kunstbuch in Ihren Händen – einzigartig in seiner Art. Es verdichtet, was Sie schon immer über Bewegung wissen wollten, zu persönlichen Erkenntnissen.
Ein bewegendes Buch, an dem kein Weg vorbeiführt.

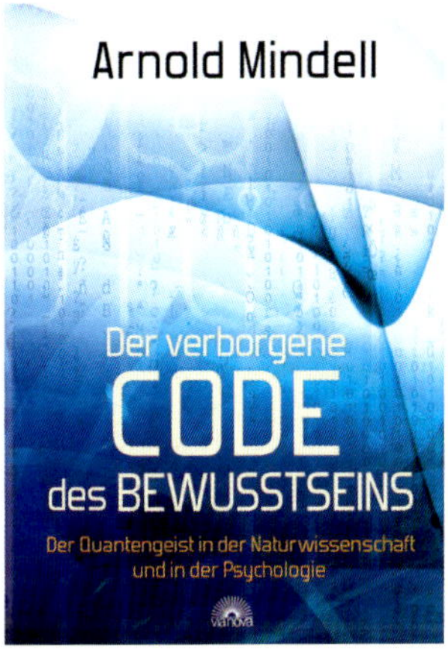

Arnold Mindell
Der verborgene Code des Bewusstseins
Der Quantengeist in der Naturwissenschaft und in der Psychologie
Paperback, 608 Seiten
ISBN 978-3-86616-159-7

Mit gewohnt durchdringender Bewusstseinsklarheit und mitfühlender Menschenkenntnis öffnet der weltberühmte Weisheitslehrer mit den Botschaften dieses Buches unsere Herzen und unsern Geist für ein tiefes spirituelles Verständnis von Partnerschaft. In seiner unvergleichlichen Weise erinnert er uns daran, im Anderen, in uns selbst und in allen Prozessen, die in der Begegnung stattfinden, das Göttliche zu erkennen. Welche Widerstände und Schwierigkeiten wir auch immer in und durch unser Partnerschaft erfahren, sie sind die großen Wegweiser für unsere Heilung. Und wahre Heilung kann nur in und durch die Liebe geschehen. Dieses grandiose „Meisterwerk der Liebe" zeigt uns, wie wir gemäß unserer göttlichen Natur ein erfüllendes Miteinander leben können.

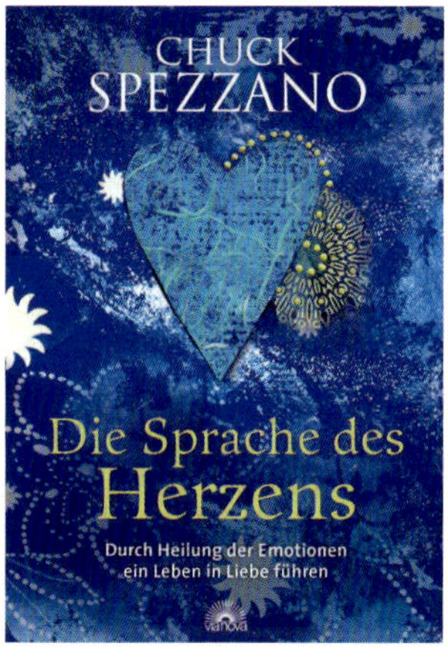

Chuck Spezzano
Die Sprache des Herzens
Durch Heilung der Emotionen ein Leben in Liebe führen
Hardcover, 224 Seiten
ISBN 978-3-86616-294-5

Mit seinem neuen Meisterwerk »Die Sprache des Herzens« präsentiert Chuck Spezzano den zweiten Teil der Fortsetzung seines Weltbestsellers »Wenn es verletzt, ist es keine Liebe«. Schonungslos ehrlich beschreibt er die Welt der Emotionen und zeigt uns Wege der Heilung, die zu einem befreiten Leben voller Liebe führen können. In den 100 Lektionen setzt er auf seine unnachahmliche Art fort, was er schon in dem ersten Band »Emotionale Reife« begonnen hat: uns unnachgiebig, voller Empathie und Weisheit zu ermutigen und zu inspirieren, den Alltagssituationen mit größtmöglicher Wachheit und Wahrhaftigkeit zu begegnen. Wieder ein wunderbarer Wegweiser des Herzens, der uns zeigt, wie wir den Pfad der emotionalen Reife zu Ende gehen können. Denn die Sprache des Herzens bedarf keiner Worte mehr.

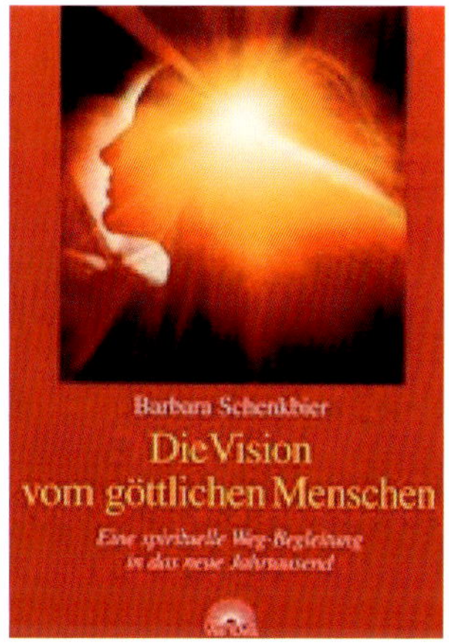

Barbara Schenkbier
Die Vision vom göttlichen Menschen
Eine spirituelle Weg-Begleitung in das neue Jahrtausend
Paperback, 420 Seiten
ISBN 978-3-928632-68-3

Das Buch ist ein umfassendes Standardwerk, das den Durchbruch einer neuen Evolutionsstufe im menschlichen Bewußtsein des Menschen vorbereiten hilft. Aufbauend auf wissenschaftlichen Erkenntnissen und der mystischen Tradition aller Religionen führt es zu einem tieferen Wissen über das menschliche Bewußtsein, um dann den Weg zum göttlichen Menschen zu beleuchten.

Alle wichtigen Schritte werden beschrieben, wesentliche Übungen aus einer neuen Sicht heraus dargestellt und die Transformationsstufe zu einem neuen Bewußtsein geschildert. Beim Lesen und Anwenden der beschriebenen Wahrheiten eröffnet sich dem Leser eine neue Sicht auf den Sinn des Lebens. Alle, die den geistigen Weg beschreiten, werden ihn besser verstehen, ihn bewußter, mutiger und konsequenter weitergehen. Das Buch eröffnet den Blick in eine Zukunft, die die evolutionäre Schöpferkraft selbst schaffen wird.

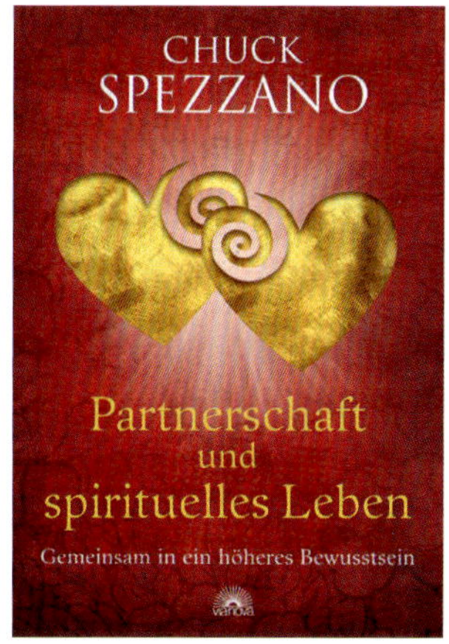

Chuck Spezzano
Partnerschaft und spirituelles Leben
Gemeinsam in ein höheres Bewusstsein
Hardcover, 288 Seiten
ISBN 978-3-86616-329-4

Mit gewohnt durchdringender Bewusstseinsklarheit und mitfühlender Menschenkenntnis öffnet der weltberühmte Weisheitslehrer mit den Botschaften dieses Buches unsere Herzen und unseren Geist für ein tiefes spirituelles Verständnis von Partnerschaft. In seiner unvergleichlichen Weise erinnert er uns daran, im Anderen, in uns selbst und in allen Prozessen, die in der Begegnung stattfinden, das Göttliche zu erkennen.

Welche Widerstände und Schwierigkeiten wir auch immer in und durch unser Partnerschaft erfahren, sie sind die großen Wegweiser für unsere Heilung. Und wahre Heilung kann nur in und durch die Liebe geschehen. Dieses grandiose „Meisterwerk der Liebe" zeigt uns, wie wir gemäß unserer göttlichen Natur ein erfüllendes Miteinander leben können.

Weitere Bücher aus dem Verlag Via Nova

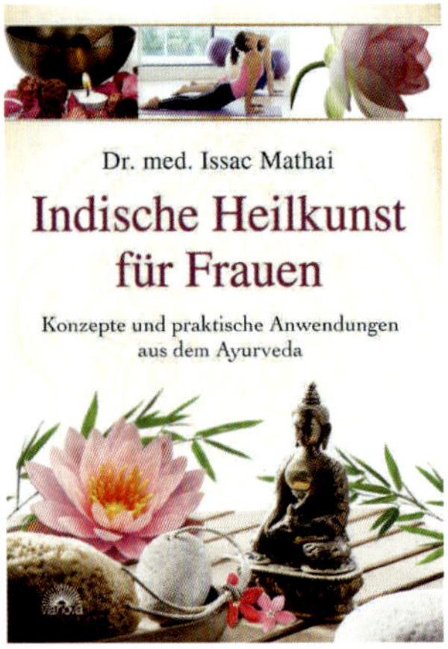

Dr. med. Issac Mathai
Indische Heilkunst für Frauen
Konzepte und praktische Anwendungen aus dem Ayurveda
Paperback, ca. 256 Seiten
ISBN 978-3-86616-344-7

Erstmals hat einer der berühmtesten Ayurveda-Therapeuten Indiens, Dr. med. Issac Mathai, einen ganzheitlichen Gesundheitsratgeber ganz speziell für Frauen geschrieben.
Eine Schatztruhe voll wertvoller Hinweise und praktischer Anregungen, die Frauen einen neuen Umgang vermitteln bei typisch „weiblichen" Beschwerden, wie Menstruationsschmerzen, depressiven Verstimmungen nach der Geburt oder den Wechseljahren. Die einzigartige Kombination aus Ernährung, Naturheilkunde, Ayurveda, Yoga und Homöopathie kann bei fast allen Symptomen und Diagnosen heilsam und unterstützend angewendet sowie zur Vorbeugung und Regeneration gezielt genutzt werden. Geordnet nach den Lebenszyklen ist dieses Gesundheitsbuch ein hilfreicher Wegbegleiter für alle Lebenslagen, den eine Frau immer zur Hand haben sollte!

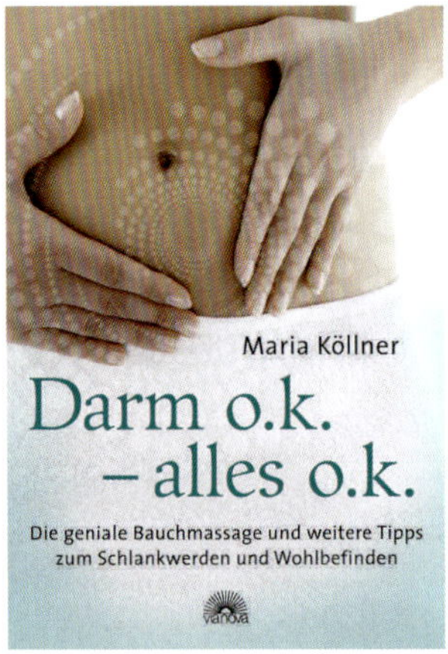

Maria Köllner
Darm o.k. – alles o.k.
Die geniale Bauchmassage und weitere Tipps zum Schlankwerden und Wohlbefinden
Paperback, ca. 152 Seiten, 40 farbige Fotos
ISBN 978-3-86616-343-0

Hören Sie eigentlich immer auf Ihren Bauch? Falls nicht, dann liefert Ihnen dieser unterhaltsam erzählte, umfassend recherchierte und derzeit vielleicht ungewöhnlichste Darm-Gesundheitsratgeber entscheidende Gründe, jetzt damit zu beginnen.
Denn hier kommt das größte Organ des menschlichen Körpers erstmals selbst zu Wort und lässt Sie teilhaben an spannenden Einsichten und Erkenntnissen sowie effektiven Methoden und praktischen Tipps, wie Sie ein ganz neues Bauchgefühl erlangen und ihre Lebensqualität wesentlich steigern können. Zum Beispiel mit der so genialen Bauchselbstmassage! Lassen Sie sich von den vielen wertvollen Anregungen für Ihr Wohlbefinden und Ihre Figur inspirieren und erkennen Sie, wie bedeutsam der Darm für die körperliche und seelische Gesundheit und Vitalität ist.

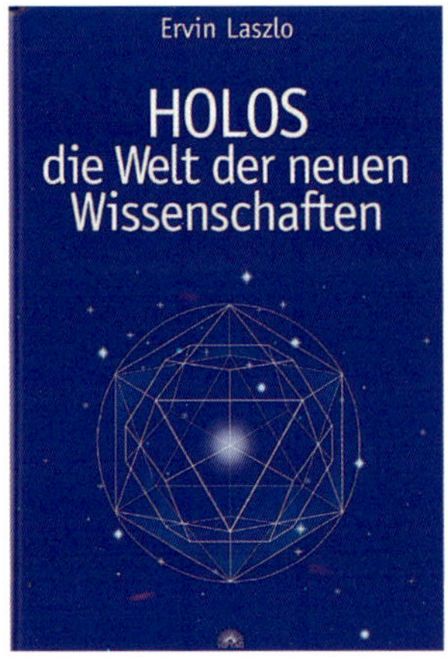

Ervin Laszlo
HOLOS die Welt der neuen Wissenschaften
Hardcover, 208 Seiten
ISBN 978-3-928632-94-2

In den Wissenschaften findet eine Revolution statt. Es ist keine technologische Revolution – es ist eine Revolution des Weltbildes. Prof. Laszlo verfolgt diese Entwicklung und macht sie jedem zugänglich, der an den neuesten Erkenntnissen darüber teilhaben möchte, wer und was wir sind, was die Welt ist, die uns umgibt, und auf welche Weise wir in Beziehung zueinander und zu dieser Welt stehen. Der Leser erfährt in einfacher Sprache, was Wissenschaftler bereits wissen und vor welchen Rätseln sie im Hinblick auf den Kosmos, das Quantum, den lebenden Organismus und das menschliche Bewusstsein immer noch stehen. Dann erforscht der Verfasser diese Welt, indem er Fragen stellt, auf die er nun zuversichtliche, wenn auch überraschende Antworten geben kann – Fragen, bei denen es um Ursprünge und Bestimmung des Universums und um Ursprung und Evolution des Lebens und des Bewusstseins geht –, um dann die größten der „großen Fragen" zu stellen: Fragen der Unsterblichkeit, zum Bewusstsein im Kosmos und zu einem Bewusstsein, das eine wissenschaftlich basierte Schau als den Geist Gottes erfassen kann.

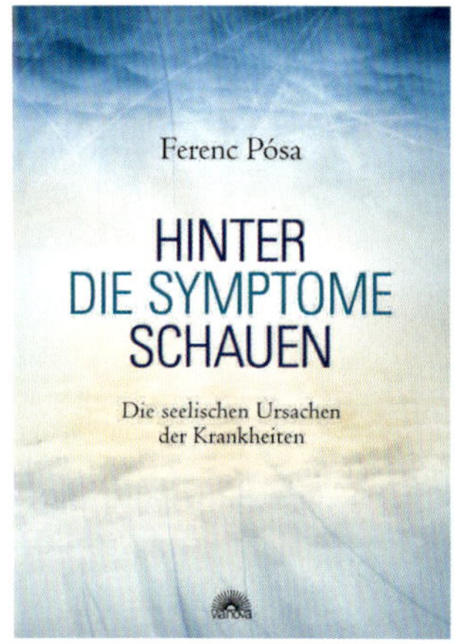

Ferenc Pósa
Hinter die Symptome schauen
Die seelischen Ursachen der Krankheiten
Hardcover, 464 Seiten
ISBN 978-3-86616-246-4

In dieser Ausgabe des in Ungarn erschienenen Bestsellers (15 Auflagen) vermittelt der bekannte Gesundheitsphilosoph, Therapeut und Seminarleiter F. Posa seine Auffassung über Krankheiten und deren Heilung erstmalig auch Lesern in Deutschland. Aus seinem ganzheitlichen Verstehen beschreibt er die seelischen Ursachen der Krankheiten und zeigt Lösungswege auf, wie der Mensch sein körperlich-seelisches Gleichgewicht finden und gesunden kann.
Der Autor macht bewusst, dass niemand mit Absicht krank werden möchte, im Unterbewusstsein jedoch vieles tut, was die Krankheit hervorruft. Sie kann zur Ersatzhandlung für ein glückliches und freudvolles Leben stehen. Ferenc Pósa stellt die zusammenhänge zwischen Leben, Gesundheit und Krankheit dar, die helfenden und behindernden Kräfte sowie die wichtigsten Prinzipien für die geistigen Heilung. Es werden über 250 konkrete Krankheiten und Krankheitsbilder behandelt, ihre medizinischen Grundlagen, die Erfahrungen der Naturheilkunde, die seelischen Ursachen und der Weg zur Genesung.